LEEF!

Laura Maaskant

Leef!

∞

Negende druk

Uitgeverij Ten Have
Kosmos Uitgevers, Utrecht/Antwerpen

MIX
Papier van verantwoorde herkomst
FSC® C004472

Negende druk 2014

Utrecht, Antwerpen
Postbus 13288
3507 LG Utrecht
www.uitgeverijtenhave.nl
Omslag Marion Rosendahl
Foto auteur Wim van de Hulst
Citaat Perfect (p. 63). Tekst & muziek: Laura Jansen/Rob Giles BMG Gold Songs/ publisher: Plastic Beethoven Music, Universal Music Publishing BV, Unknown Publisher
ISBN 978 90 259 0392 3
ISBN e-book 978 90 259 0393 0
NUR 320

Voor Thomas, mijn held in de hemel

Ithaka

Als je de tocht aanvaardt naar Ithaka
wens dat de weg dan lang mag zijn,
vol avonturen, vol ervaringen.
De Kyklopen en de Laistrygonen,
de woedende Poseidon behoef je niet te vrezen,
hen zul je niet ontmoeten op je weg
wanneer je denken hoog blijft, en verfijnd
de emotie die je hart en lijf beroert.
De Kyklopen en de Laistrygonen,
de woedende Poseidon zul je niet treffen
wanneer je ze niet in eigen geest meedraagt,
wanneer je geest hun niet gestalte voor je geeft.

Wens dat de weg dan lang mag zijn.
Dat er veel zomermorgens zullen komen
waarop je, met grote vreugde en genot
zult binnenvaren in onbekende havens,
pleisteren in Phoenicische handelssteden
om daar aantrekkelijke dingen aan te schaffen

van parelmoer, koraal, barnsteen en ebbehout,
ook opwindende geurstoffen van alle soorten,
opwindende geurstoffen zoveel je krijgen kunt;
dat je talrijke steden in Egypte aan zult doen
om veel, heel veel te leren van de wijzen.

Houd Ithaka wel altijd in gedachten.
Daar aan te komen is je doel.
Maar overhaast je reis in geen geval.
't Is beter dat die vele jaren duurt,
zodat je als oude man pas bij het eiland
het anker uitwerpt, rijk aan wat je onderweg verwierf,
zonder te hopen dat Ithaka je rijkdom schenken zal.
Ithaka gaf je de mooie reis.
Was het er niet, dan was je nooit vertrokken,
verder heeft het je niets te bieden meer.
En vind je het er wat pover, Ithaka bedroog je niet.
Zo wijs geworden, met zoveel ervaring, zul je al
begrepen hebben wat Ithaka's beduiden.

K.P. Kavafis, 'Ithaka'. Uit: *Gedichten*. Vertaald door
Hans Warren en Mario Molegraaf. Amsterdam:
Bert Bakker, 2002.

Tikkende Tijd

Tijd
Tijd tikt
Tijd tikt tikkend
De wijzers van de klok,
dragen werelden aan mensen,
hun levens bestaan uit
de schokkende bewegingen
van hun tikkende ondergrond

Rennend heen en weer,
maar de enige vooruitgang
is hun voortsnelling naar
de volgende wijzer
van hun tikkende ondergrond

Iedereen leeft op die wijzer,
behalve zij die wijzer zijn,
door die wijzer af te wijzen
de sprong van die wijzer is
    diep

maar de val wordt gebroken
door het breken van de bindende banden
van de bom der tijd
Opgevangen en gekust door ruimte,
Het kussen van de vrijheid is zoet,
Het kussen van de vrijheid is zacht.
De tikkende klok is van haar wand afgehaald

LEEF

staat er geschreven
in de ruimte van de leegte

En dat doet ze
leven op het ritme van de liefde,
zonder het tikken van de tijd.

Eline Millenaar

Geschreven ter gelegenheid van mijn achttiende verjaardag door mijn vriendin Eline

Inhoud

'You've got the words to change a nation.'
Emeli Sandé (Read all about it)

Het is een zonnige dag. Zo'n dag dat je naar de zee wilt, om daar maximaal te genieten van de zon. En dus gaan Tirza en ik naar de zee. Er is immers alleen vandaag om te gaan, omdat vandaag het enige is wat telt. Samen met Tirza stap ik in de auto, die bij ons appartement in de Baarsjes staat. Tirza stapt voor mij in de auto en samen rijden we over de grachten van Amsterdam naar de zee.

'Hier gaan we later wonen, Tir, als we groot zijn,' mompel ik tegen Tirza, wanneer we langs een prachtig herenhuis rijden. Ik schakel naar een hogere versnelling en de grachten verdwijnen achter ons. We rijden langs het Museumplein, het Rijksmuseum ligt links van ons. De prachtigste kunst van Nederland, en naar mijn mening de prachtigste kunst van de wereld, hangt in dit gebouw. Ik aanbid de kunst uit Nederlands Gouden Eeuw, het naturalisme dat de meesters in die

tijd over konden brengen. Het is alsof ze de wereld schilderden op een manier, zoals iedereen die zou moeten zien: met oog voor detail en met zichtbare en verborgen symboliek. We passeren het Van Gogh Museum en vervolgens het Stedelijk. Kort daarna rijden we de ring op. Ik ontvang een berichtje van mijn broer Daan op mijn mobiel. 'Hoi liefie, ik houd van jou! Mooie dag!' Ik lach en de zon lacht met mij mee. 'Tirza, mooie dag voor jou!' roep ik naar achteren. Het raam staat open en ik hoor alleen maar de auto en de wind die binnenkomt.

Op het strand laat ik Tirza los. Ze rent om mij heen en verwacht een spel met de bal die ze al gevonden heeft in de auto. We spelen even, maar daarna leg ik mijn felgekleurde handdoek op het strand. Het is rustig, hoe kan het ook anders, het is immers een gewone dinsdagmiddag. Ik houd mijn gebloemde jurkje aan, het is net te koud om het uit te doen. Tirza drukt haar neus tegen mijn wang en wanneer ze ziet dat ik mijn ogen dicht heb, gaat ze naast me liggen. Ze zucht en drukt haar rug tegen mijn linkerbeen. Zo liggen we te genieten van de zon. Op de achtergrond hoor ik de zee deinen in de wind.

Dat er de afgelopen tijd veel gebeurd is in mijn leven, heeft mij de slaap nooit ontnomen: ik dommel even weg. Ik ben ontspannen. Het weer en het leven brengen mij in opperbeste stemming. Wanneer ik mijn ogen even later open, overdenk ik het leven dat ik heb. Zo'n vijf jaar geleden begon het allemaal. Ik had geen idee wat er precies begon en waar het zou eindigen. Inmiddels weet ik waar het eindigt en ik weet dat het eindigt. Het eindigt op het hoogtepunt, vol in het leven en dat is wat ik wens.

Ik overzie nu alles, het is allemaal helder en duidelijk. Alle gesprekken, gebeurtenissen, geuren, smaken en gevoelens komen naar boven. Nu weet ik waar de afgelopen jaren goed voor zijn geweest. Ik haal een keer diep adem en voel de frisse zeelucht in mijn longen. Ik denk aan zo'n vijf jaar geleden, toen mijn leven voor altijd veranderde en het nooit meer zou zijn zoals het was.

Het leven is een stroom, constant in beweging en verandering. Het gaat nu eens snel, dan weer langzaam. In augustus 2009, het jaar waarin ik ziek werd, veranderde mijn leven razendsnel. Met de grootste vaart werd ik in een proces geduwd, waar ik niet uit kon, maar vooral niet uit wilde. Vanaf die tijd bood het leven mij vele inzichten. Ik was leergierig en greep de mogelijkheid om iets te leren met beide handen aan. In de jaren die volgden werd ik mij bewust van het leven en hoe ik daar vorm aan wilde geven. Maar vooral werd ik mij bewust van de dood. Dat bewustzijn leidde tot de grootste veranderingen in mijn leven en misschien wel tot de grootste levensvreugde. Nu moet ik nog een keer afdalen in mijn herinneringen en de wind neemt mij mee. Na vijf jaren leven, leren en doen, is het nu tijd voor rust. Rust om alles nog eenmaal te beleven.

Nog éénmaal. Dan is het genoeg. Dan laat ik alles los, om nog even te Leven.

Wat ik vooraf wil zeggen

'I want so much to open your eyes. 'Cause I need you to look into mine. Tell me that you'll open your eyes.'
Snow Patrol (Open Your Eyes)

Hier begint mijn boek. Het is het slotstuk van een lange zoektocht naar geluk en naar de essentie van het leven. Uiteindelijk besefte ik dat er niet zoiets bestaat als een zoektocht naar het nu, want al zoekende loop je het nu voorbij. Het geluk en de essentie van het leven die ik in het verleden voelde, probeerde ik de afgelopen jaren angstvallig te evenaren, vast te houden. Ik werd er niet bepaald gelukkiger op. Maar dit streven bracht me waar ik nu ben, naar wie ik nu mag zijn.

Ik heb lang geaarzeld om mijn ervaringen te delen met anderen – het voelde voor mij als een grote stap. Ik geef mijn eigen leven en dat van mijn naasten bloot, maar ik realiseerde me op een gegeven moment dat dit niet alleen míjn zoektocht is. In feite zijn alle mensen op zoek naar de essentie van het leven. Ook ik was lange tijd zoekende.

Nu ik ziek ben, ervaar ik dat ik de essentie in haar puurste vorm kan vinden. Iedereen kan dat, omdat de essentie altijd te vinden is ín jezelf. In mijn eigen ervaringen met het leven, de dood, met ziek zijn en gezond zijn, liggen waardevolle lessen voor anderen, ongeacht hun omstandigheden.

Voordat ik ziek werd, gaf het leven mij alles wat ik nodig had. Ik was vijftien, ik had mijn hele leven nog voor me. Ik droomde over de toekomst. Net toen alles op zijn plaats leek te vallen, bleek dat mijn leven slechts een voorbereiding was geweest op wat zou komen. Toen ik dacht dat ik niet gelukkiger kon zijn dan ik was, en dacht dat ik al iets meer begreep van het leven, gebeurde er iets, waarvan ik nooit had kunnen weten dat het zou komen. Nooit had kunnen weten dat het me zoveel meer zou geven. Als een donderslag bij heldere hemel werd ik op mijn vijftiende ernstig ziek. Een tumor ter grootte van een mannenvuist groeide vanuit mijn vierde rib richting mijn luchtpijp. Het mesenchymaal chondrosarcoom, de naam van de kwaadaardige tumor die in mij groeide, bleek moeilijk te behandelen. Maar na vele behandelingen leek het goed te gaan. Door alles wat er in die tijd gebeurd is, kan ik nu ten volle van het moment genieten. Ja hoor, het verleden, de maanden dat ik ernstig ziek was, is heel belangrijk geweest, omdat ik veel dingen geleerd heb die me nu verder helpen.

Ik neem je dan ook mee naar het verleden, en beschrijf mijn groeiproces op weg naar het heden. Wat ik lange tijd niet voelde, namelijk dat het leven goed is zoals het is, weet en voel ik nu. Het leven, hoe moeilijk soms ook, is altijd goed zoals het is.

Leef!, de titel van mijn boek, slaat op mijn leven van de afgelopen vijf jaar. Het beschrijft mijn leven van mijn vijftiende tot en met mijn twintigste. Sinds april 2013 weet ik dat er uitzaaiingen zijn in mijn beide longen. Ik zal niet meer beter worden. Een prognose is moeilijk te geven. De tumoren lijken niet hard te groeien, maar niemand weet wanneer ik zal overlijden. Op die ene dag, toen ik te horen kreeg dat ik uitgezaaide kanker had, werd alles anders. Nooit meer een toekomst. Maar het is niet langer erg. Mijn leven veranderde uiteindelijk in iets belangrijks. Het leven werd intens, inspirerend en heel waardevol. Doordat het leven zoveel waardevoller werd en nog steeds is, pompt mijn hart niet alleen maar bloed door mijn aderen. Nee, mijn hart pompt pure levendigheid door mijn lichaam heen, een bepaalde energie die ik elke dag voel. Elke dag is namelijk bijzonder: er is maar één dag, deze dag, in dit moment. Het leven is zó waardevol. Ik neem je graag mee in mijn wereld. Mijn wereld, waarin ik belangrijke dingen leerde van alles wat ik heb meegemaakt.

Dit boek is een verslag van mijn leven zoals het de afgelopen tijd was. Mijn persoonlijke bevindingen zijn tegelijkertijd universeel, net als mijn gedachten over groei, over in het nu leven en over positieve dingen uit een ervaring halen. Ik denk dat iedereen verlangt naar de puurste vorm van liefde en licht. Iedereen verlangt weleens naar een gevoel van thuis zijn, thuis komen. Ik heb in dit boek geprobeerd alle positieve dingen die de kanker mij nog altijd geeft te benoemen. Worstelen en niet gelukkig zijn waren destijds een belangrijk onderdeel van het proces, maar nóg belangrijker blijkt te zijn dat wat overblijft: een licht aan de horizon. Ik leerde lessen, net zoals jij die leert in je leven. Sommige lessen waren duur, andere lagen zomaar voor het oprapen. Belangrijk is om niet te kijken naar wat iets gekost heeft, maar om te kijken naar de opbrengst: dat wat overblijft. Dat wat overblijft is een prachtige ervaring, waar je elke dag inspiratie uit kunt halen.

Ik vind het fijn dat ik dit boek achterlaat als ik er niet meer ben. In die zin is het een nalatenschap. Toch is het boek niet alleen voor later, maar ook voor nu. Het schrijven gaf mij de mogelijkheid om van een zekere afstand naar mijn eigen leven te kijken. Ik zag verbanden en raakte geïnspireerd door de vele mooie mensen die ik om mij heen heb. Ik kreeg gelukkig de tijd om dit levenswerk af te maken.

Mijn verhaal zal misschien niet altijd te volgen zijn en dat is prima. Doe ermee wat je kunt en wilt. Alles is goed. Alles in het hier en nu is goed. Mijn leven is sinds ik kanker heb nooit meer hetzelfde geweest. Het wordt ook nooit meer hetzelfde. Ik wil nooit meer hetzelfde. Ik straal nu. Het besef van het eindige van dit leven, maar het oneindige van hét Leven, zorgt ervoor dat ik straal. Dat geeft mij vrijheid.

Het enige wat mij rest, is om te stralen en voluit te leven, te genieten. Mijn advies aan jou is: LEEF!

Maart 2014

Deel een

1

'And I'm calling you, dreamer. Don't you ever wake up.'
Dinand Woesthoff (Dreamer)

In juni 2009 heb ik een droom. Op de een of andere manier kan ik me de droom herinneren wanneer ik 's ochtends wakker word. In mijn droom loop ik met mijn vriendin Dorien de trap op van de beste kapper in mijn woonplaats. Ik kan moeilijk lopen en ik houd mij vast aan de trapleuning, om niet te vallen. Dorien loopt naast mij en ondersteunt mij. Het is gezellig in mijn droom, we praten honderduit over kapsels, haar en verfkleuren. Daarna komen we in de kapsalon, waar mijn lange, blonde lokken worden afgeknipt. Daarvoor in de plaats komt een kort kapsel. Ik kijk mezelf aan in de spiegel en zie mijn korte haar. Het staat pittig en ik ben mooi. Toch loopt er een traan over mijn wangen. Ook Dorien huilt. We weten allebei dat dit geen leuke metamorfose is. In mijn droom praten we niet over chemokuren, maar ik weet dat Dorien en ik bij de kapper zitten, omdat mijn haar door een chemokuur in razend tempo uitvalt. Het kort knippen van mijn haar is iets wat wij samen wilden doen, voordat ik helemaal kaal zou zijn. Nadat de tranen zijn gedroogd en ik mij realiseer dat ik ernstig ziek ben, word ik wakker.

In de zomervakantie van datzelfde jaar geniet ik van de zon, van vriendinnen en van de vrijheid om niet naar school te hoeven. Verder heb ik een vakantiebaantje, bij de bibliotheek van mijn middelbare school, waar ik overdag werk. Eigenlijk precies zoals een normale zomervakantie van iemand van mijn leeftijd eruitziet. Ik had net de onderbouw van het vwo afgesloten. Voor de bovenbouw had ik een uitdagend profiel gekozen: Spaans en economie, naast mijn culturele vakkenpakket. Ik had zin in de extra uitdaging van de onbekende vakken, want de onderbouw was mij gemakkelijk afgegaan. Als een gezonde, stralende jonge vrouw zag ik de toekomst vol vertrouwen tegemoet.

Het moet 's ochtends vroeg in juli zijn geweest, voordat ik naar mijn vakantiewerk ging. Ik stond naakt voor de spiegel in de badkamer, ik was klaar om onder de douche te stappen, toen me een kleine verdikking ter hoogte van mijn linkerborst opviel. Ik keek er nog eens naar en voelde onder beide oksels. Inderdaad, de linkerkant was iets dikker, maar ik kon verder niets voelen. Ik stapte onder de douche, vergat de verdikking en beleefde zo nog drie onbezorgde vakantieweken. Toen de verdikking me na drie weken opnieuw opviel, voelde ik nog eens goed. Deze keer voelde ik wél iets vreemds, namelijk een keiharde bobbel onder mijn oksel. Ik liet het mama zien en ging voor de zekerheid naar de huisarts. Die dacht dat er waarschijnlijk niets aan de hand zou zijn, maar om alles uit te sluiten wilde zij toch verder onderzoek doen. Ik liet röntgenfoto's maken en zou naar aanleiding daarvan een paar weken later een consult hebben bij dokter Ten Berge. In de tussenliggende tijd ging mijn vakantie door. Wie denkt er nou aan kanker op haar vijftiende?

Wanneer we eind augustus op een vrijdag eindelijk terechtkunnen bij de chirurg, is de bult beter voelbaar. Mama en ik gaan samen naar het ziekenhuis. Het is er rustig, alsof er in de zomervakantie minder mensen ziek zijn. We zitten in de wachtkamer, tot we worden opgeroepen en daarna wachten we in de behandelkamer totdat dokter Ten Berge binnenkomt. Dokter Ten Berge en ik hebben elkaar al vaker gezien. Toen ik acht jaar was, had ik mijn arm gebroken en na wat complicaties had hij me geopereerd aan een beknelde zenuw. Ik vond hem maar eng. Hij kon zo onverwacht binnenkomen als mama en ik in de behandelkamer wachtten op zijn komst. Hij klopte altijd één keer en trok dan zonder het antwoord af te wachten de deur open.

Net als vroeger klopt hij kort op de deur en doet de deur meteen open. Hij is niets veranderd, hooguit wat ouder geworden. Hij herkent mij niet. De laatste keer dat we elkaar zagen, moet ongeveer zes jaar geleden zijn geweest. Ik vertel dat ik een bult onder mijn linkeroksel heb, dat ik niet weet sinds wanneer precies en dat er geen aanleiding is om ervan uit te gaan dat het een blessure of iets dergelijks is.

'Laat maar zien,' zegt dokter Ten Berge.

'Moet ik mijn bh uitdoen?' Ik kijk mama aan.

'Ja natuurlijk, anders kan ik toch niets zien,' zegt hij geïrriteerd. Ik weet opeens weer waarom ik als kind altijd zo zenuwachtig van hem werd. Hij voelt aan de bult onder mijn oksel, volgt met zijn handen de loop van mijn ribben vanaf mijn ruggenmerg tot voor mijn borsten. Ik voel me ongemakkelijk. Nadat hij de linkerkant heeft bevoeld, vergelijkt hij die met de rechterkant. Het onderzoek duurt zo'n tien minuten, tien lange, zwijgzame minuten. Mijn preutsheid zou de maanden daarna volledig verdwijnen. Het aantal keer dat ik mijn bh uit moet doen bij artsen is niet meer te tellen.

'Op de röntgenfoto's kan ik niet goed zien wat deze bult is. We maken een echo en kijken dan verder.'

'Wanneer is dat mogelijk?' vraagt mama.

'Zo snel mogelijk, ik wil weten wat dit is. Komende maandag kun je een echo laten maken.'

Na het weekend rijd ik weer met mama naar het ziekenhuis. Het is er opnieuw rustig. Ik loop alleen naar de echokamer en doe – nog steeds ongemakkelijk – mijn bh uit. De assistente wijst me waar ik moet gaan liggen en zegt dat de echoscopist zo zal komen. Ze pakt een handdoek en legt die over mijn borsten. Daar lig je dan, denk ik. De echoscopist komt binnen en begint met het onderzoek. Hij smeert gel om de bult onder mijn oksel en zet daar een klein apparaatje op, waar hij echo's mee maakt. Na vijf minuten stilte en vele echo's, heb ik genoeg moed verzameld.

'Ziet het er goed uit?' vraag ik. Ik weet niet wat ik anders kan vragen. Ik wil ook niet vragen of het er slecht uitziet, bang voor zijn antwoord.

'Ik kan op dit moment nog niets zeggen. Zou je in de wachtkamer willen wachten?' vraagt hij neutraal wanneer hij zijn spullen weer heeft opgeruimd. Hij geeft me een handdoek om de gel van mijn borst te halen en loopt weg. Als ik mama weer zie in de wachtkamer en zeg dat we nog even moeten wachten, zie ik haar schrikken. Een paar minuten later worden we geroepen door een aardige verpleegkundige. Ze zegt dat er even nieuwe röntgenfoto's gemaakt moeten worden, omdat de radiologen alles in mijn borstkas willen bekijken. De onderzoeken die daarvoor al zijn geweest, zijn niet voldoende recent. Kort daarna verschijnt ze nogmaals.

'We willen ook graag een CT-scan en een MRI-scan maken. Morgen hebben we een plek voor je vrijgemaakt in het schema, we zien je dan.'

Mama probeert door te vragen naar het waarom van al deze onderzoeken, maar de verpleegkundige zegt dat ze nog niets kan zeggen omdat er nog geen definitieve uitslagen zijn. Ik krijg een naar gevoel. Hoezo moet er morgen nog een scan worden gemaakt? We maken de afspraak bij de secretaresse. Woorden komen niet in mij op. Mama en ik lopen ieder in onze eigen gedachten verzonken gearmd naar de auto. Ik voel me vreemd. Er is iets gaande. Mijn ouders zijn gescheiden en die avond brengt mama mij naar papa, omdat ik de dag daarna met papa naar het ziekenhuis zal gaan. Er wordt zowel een CT als een MRI gemaakt. En er ligt een briefje van dokter Ten Berge bij de secretaresse van de balie radiologie. Of wij de volgende dag tijd hebben voor een consult over de uitslag.

Damn, weer blijkt uit alles dat dit ernstig en serieus is. Maar wat is er aan de hand? En hoe verder? Het zijn vragen waar we nog geen antwoord op weten en waar we geen invulling aan geven. Na alle onderzoeken loopt ook papa zwijgend met mij de afdeling af.

Op woensdag gaan mama en ik weer naar het ziekenhuis. We melden ons bij de balie en de secretaresse roept dokter Ten Berge op van zijn dienst op de spoedafdeling. Hij heeft speciaal voor mij tijd gemaakt in zijn schema, omdat zijn spreekuur pas een paar dagen later zou zijn. Wanneer hij arriveert, zitten mama en ik al in de behandelkamer. Het klopje op de deur klinkt vandaag anders, menselijker. Hij komt rustig binnen en vraagt of we iets willen drinken. We schudden van nee, we hoeven niets te drinken. Het is alsof mijn mond en mijn keel tegelijkertijd dichtzitten. Hij gaat niet, zoals gebruikelijk, achter zijn bureau zitten, maar neemt plaats op de behandeltafel, dicht bij waar wij zitten.

'Om maar meteen met de deur in huis te vallen,' begint dokter Ten Berge, 'er is een grote schaduw te zien bij je vierde rib op de foto's die zijn gemaakt. Dat is hoogstwaarschijnlijk een tumor. Ik heb voor morgen een afspraak voor je gemaakt bij de afdeling Kinderoncologie in het ziekenhuis in Groningen. Daar kun je meteen terecht.'

'Oncologie? Ja, dat is goed, daar gaan we morgen heen. Kun je al wat meer vertellen?' Mama huilt.

'De tumor groeit vanuit je vierde rib naar binnen, je longen in. Ik weet niet of de tumor kwaad- of goedaardig is. Daar zullen verdere onderzoeken voor nodig zijn, daarom verwijs ik je door naar de afdeling Oncologie.' Hij noemt de naam van een of ander sarcoom, die ik snel weer vergeet. 'Ik heb overlegd met mijn collega's in Groningen en ons voorstel is in ieder geval om vrijdag al een volledige botscan te maken, op die manier sluiten we uitzaaiingen in andere delen van je skelet uit.'

Bij het afscheid wenst hij ons veel sterkte.

'Jullie zullen het nodig hebben, jullie gaan een zware tijd tegemoet.' Zonder dat hij of wij al wisten of ik kanker had, zag hij al wel dat de tumor ontzettend groot was. Wanneer we de dag daarna bij de afdeling Kinderoncologie in Groningen zijn en voor de eerste keer zelf de scans zien, snap ik de uitspraak van dokter Ten Berge voor het eerst. Of de tumor nu goed- of kwaadaardig is, hij is gigantisch: zo groot als een forse mannenvuist. In mijn longgebied groeit hij al richting mijn luchtpijp. Hoewel de tumor is begonnen vanuit mijn vierde rib, zit hij ook al aan mijn derde en vijfde rib vast.

Sinds mijn eerste levensjaar zijn mijn ouders al uit elkaar. Toch heb ik een jeugd gehad vol verbondenheid. Mijn vader en moeder hebben onderling goed contact. Vanaf mijn vierde jaar hadden zowel mijn vader als mijn moeder nieuwe partners, met wie ik het heel goed kon vinden. Mijn vader is nog altijd met deze partner. Mama's vriend overleed ongeveer acht jaar geleden en sindsdien is ze single. Ik heb altijd vooral bij mama gewoond en in het weekend was ik dan altijd bij papa te vinden.

Mijn drie broers en ik verbinden mijn ouders in hun bestaan. Op momenten dat er iets is met mij of mijn broers, valt het verleden weg en blijkt hoe sterk onze band is: we hebben tenslotte maar één vader en één moeder. In ons gezin van vier ben ik het nakomertje. Daan is de oudste, daarna komt Jim. Zij schelen een jaar. Tussen Jim en Joep, mijn jongste broer, zit twee jaar. Daan en ik schelen tien jaar. Het heeft altijd bijzonder goed gevoeld het nakomertje én het enige meisje te zijn. Ik voel me gesterkt door de mannen in mijn leven.

Daan is degene bij wie ik altijd terechtkan als ik met mijn gevoelens in de knoop zit. Hij is vredelievend en werkte bij een bank. Voordat ik ziek werd, nam hij daar ontslag, omdat hij geen voldoening meer vond in alle abstracte cijfertjes en financiën die hij moest bekijken. Hij vloog naar India en deed daar vrijwilligerswerk. Hij kreeg zo'n band met de Indiase mensen van het project, dat hij en zij nu spreken over een familieband. Daan zou net weer naar India vertrekken, maar heeft door de medische molen waarin ik zit zijn tickets gecanceld. Zolang het allemaal duurt, woont hij weer bij mij en mama, tot mijn situatie duidelijk is en hij een andere woonplek heeft gevonden.

Jim is mijn mooiste broer, hij is een vrouwenman en trekt overal de aandacht. Als ik hem gedag zoen, wanneer hij mij opzoekt in het ziekenhuis of waar dan ook, zie ik de mensen kijken. Jim is gespierd, lang en slank. Hij heeft een mooie kaaklijn en zijn gespierde figuur komt bijzonder goed uit in één van de spijkerbroeken en de vele shirtjes die hij draagt. Op zulke momenten doe ik net of ik al die mensen niet zie staren naar zo'n lange, knappe man met een jongere vrouw en ik zoen hem nogmaals voordat ik hem gedag zwaai. Jim is militair.

Ook Joep is beroepsmilitair, en nadat hij voor de eerste keer terugkwam van een uitzending naar Afghanistan, is hij gaan samenwonen met zijn vriendin. Dat is inmiddels alweer een tijdje geleden en ze wonen nog steeds gelukkig samen. Dat past bij Joep: niet te moeilijk doen, liefde is liefde – niet moeilijker, niet makkelijker. Zo denkt Joep erover. Joep is oneindig sterk, zowel lichamelijk als geestelijk. Binnenkort zal Joep weer vertrekken op de VN-vredesmissie naar Afghanistan. Elke dag berichten we elkaar even over onze dag, of over dat de zon vandaag schijnt. Het voelt rijk zo'n familie te hebben, te weten dat we elkaar altijd kunnen bellen, maar dat tegelijk ieder een eigen leven leidt.

Ik weet dat het niet goed zit met de tumor, omdat ik binnen een week alle mogelijke onderzoeken onderga die er zijn. Toch heb ik hoop, omdat de gigantische tumor niet per se kwaadaardig hoeft te zijn. Op vrijdag ben ik na de botscan moe van alle indrukken en emoties. Ik ben blij dat artsen ook weekend hebben en dat de onderzoeken in ieder geval voor mij pas na het weekend op dinsdag doorgaan. Omdat nog niet zeker is of de tumor goed- of kwaadaardig is, stelt dokter Veenstra, de arts die misschien mijn oncoloog gaat worden, voor om een punctie te doen.

De punctie een week later is mijn eerste 'echte' medische ervaring. Deze bracht me meteen een inzicht waar ik profijt van zou hebben voor de rest van mijn ziekteperiode, dan wel mijn verdere leven. Mama, ik en Daan gingen op weg naar Groningen, waar een arts een biopt uit mijn tumor zou nemen. Ik zou een roesje toegediend krijgen. Ik weet niet hoe ik het precies van tevoren had bedacht, maar op het moment dat ík en niet ook mama en Daan voor de punctie op de operatietafel moest gaan liggen, was dat een schok. Waar waren ze toen ik een infuus kreeg? Waar waren ze toen ik in slaap werd gebracht? Het lijkt achteraf vanzelfsprekend, maar toen ik daar alleen op de operatietafel lag, voelde ik dat ik mijn weg grotendeels alleen zou moeten gaan. Dat wist ik onbewust al wel, maar toch was het op dat moment een belangrijk inzicht. Ik zou de medische weg alleen moeten aangaan – en ook mijn verdere leven.

De ene verandering volgde op de andere. Iedere dag was anders dan de dag ervoor, omdat er steeds meer bekend werd over de mogelijke kanker in mijn lichaam. Alles speelde zich in sneltreinvaart af. Dit vroeg om een flexibele instelling ten aanzien van wat er gebeurde. Zonder veel moeite was ik dan ook flexibel, ik kon niet anders. We balanceerden in die weken tussen hoop en wanhoop, tussen acceptatie en verdriet. Tussen heden en toekomst. Tussen gezond en ziek zijn. Tussen eindeloze tijd en seconden. Moedeloos werd ik van al het wachten. Ik voelde me ook machteloos. Waar was de controle over mijn leven gebleven?

Ik werd in de week na mijn punctie, maar vóór de uitslag over of ik wel of niet kanker zou hebben, vaak 's ochtends vroeg wakker. Tussen ontwaken en wakker zijn ziet de wereld er korte tijd heel overzichtelijk uit. Als een heerlijke wereld waarin de dagelijkse dingetjes verdwenen lijken en je wenst dat je eeuwig op de tussengrens mag leven. Even voelde ik geen verdriet van mijn omgeving, of moeilijkheden over een te nemen beslissing. Maar het moment van ontwaken kwam snel. 's Ochtends vroeg werd ik wakker, leefde ik, was ik Laura, maar toch – ik droomde. De hele week zat ik in een sneltrein die te hard ging. Soms ging de week weer veel te langzaam, omdat je het leven en het pad uit handen moet geven. Dan hoopte ik met alle macht dat ik heel snel te weten zou komen waar ik aan toe was.

In deze week leerde ik voor het eerst dat ik me moest overgeven. De uitslag liet namelijk lang op zich wachten, de regie moest uit handen worden gegeven. 'Het maakt me niet meer uit wat ik te horen krijg, als hij maar belt,' zei ik 's avonds tegen Daan. 'Liever slecht nieuws dan geen nieuws. Ik ben slecht in onzekerheid en kan pas iets accepteren als ik weet wat ik precies moet accepteren.'

In die eerste weken viel er nog niet zoveel concreets te zeggen over mijn situatie. Ik had tenslotte de uitslag van de punctie nog niet. Hoewel er al een bepaalde sluier over lag, leende de tussenliggende tijd zich voor genieten en goede gesprekken. Ik voerde lange gesprekken met mijn ouders. Voor mijn ouders was de angst die zij voelden tweeledig. Enerzijds was er de angst dat zij mij moesten missen, anderzijds de angst dat ik pijn moest lijden. Ouders willen hun kinderen graag zien opgroeien zonder al te veel kleerscheuren. Iets wat naar mijn mening een paradox is. Volgens mij groei je juist tijdens de moeilijkste momenten. Tijdens de diepste dalen van het zijn, komen de mooiste levenslessen voorbij. Angst was niet iets wat ik voelde, maar ik begreep dat het een heftige emotie voor hen moest zijn.

'Ik wil zo graag dit stukje van je overnemen, Lau,' zei papa op een middag.

Ik schrok ervan. 'Alsjeblieft niet, dat wil ik je niet aandoen. En zo werkt het toch niet?'

'Nee, dat weet ik ook wel. Dat het zo niet werkt. Maar ik snap niet waarom jij dit moet krijgen. Waarom ik niet en jij wel?' Het gesprek werd volledig hypothetisch.

'Papa, daarmee doe je jezelf tekort. Pas op met wat je wenst. Verzoek de goden niet om mij te sparen in ruil voor jou. Daarnaast weet ik dat ik hiervan zal groeien. Deze ziekte zal me iets brengen. We kunnen nog niet alles overzien, maar het komt goed.'

In de tijd van het wachten op de uitslag zit ik op school. Ik volg mijn vakken en voel me een vreemde in het klaslokaal. De eerste periode na de zomervakantie is er een van je agenda invullen, toetsroosters overnemen en de syllabi doornemen om te bekijken wat het komende schooljaar in petto heeft. Normaal zat ik op zulke momenten driftig alle geschreven informatie van het bord over te nemen in mijn schriften en agenda. Sinds ik op de middelbare school zit, ben ik een leergierige leerling die alles wil weten, maar dat was toen anders. Wanneer ik bij maatschappijleer naast Dorien zit en zowel oplet als bijpraat, dwalen mijn gedachten af naar de droom die ik had. Ik had nooit meer stilgestaan bij mijn droom in juni, maar opeens heb ik het gevoel dat ik word ingehaald door de tijd. Dit moment in mijn leven heb ik al gezien. Ik herinner me de droom die ik een paar maanden geleden had. Ik had die droom voordat ik ook maar een verdikking onder mijn oksels voelde. Natuurlijk was de tumor toen al aanwezig in mijn lichaam, maar ik had daar nog geen weet van.

'Do,' fluister ik, 'wil je met mij mee naar de kapper binnenkort?'

'Waarom dan?' Ze kijkt me met grote ogen aan.

'Voor ik kaal word, wil ik nog een keertje mijn haar kort laten knippen.' Er valt even een stilte. 'Als het er toch af gaat, kan ik maar beter een leuk kapsel hebben gehad,' probeer ik humorvol te zeggen.

'Nee Lau,' fluistert ze terug, 'je krijgt geen kanker, echt niet, het komt goed.'

'Natuurlijk, maar wil je als het toch gebeurt met mij mee naar de kapper?'

'We kijken dan wel, oké?'

2

'Yesterday, all my troubles seemed so far away.'
Beatles (Yesterday)

De uitslag van de punctie laat lang op zich wachten. De oncoloog belt tussendoor om te melden dat ze nog even nodig hebben voor het onderzoeken van het weefsel. Er is nog geen match tussen mijn weefsel en dat van een bekende diagnose, dus gaan de onderzoekers door. Na een paar weken is daar eindelijk het verlossende telefoontje. De dag daarna worden we verwacht in Groningen. Mijn ouders en ik zitten in de auto. Het voelt goed dit met elkaar te kunnen doen. De auto rijdt, de kilometers glijden voorbij. In het ziekenhuis weet ik dat de oncoloog kennis heeft over mijn leven en toekomst. Hij weet op dit moment dat wat ik niet weet. Ik rijd naar de toekomst. Een toekomst die binnen een uur een totaal andere wending kan gaan nemen.

De poli begint al een vertrouwde plek met vertrouwde mensen te worden. We groeten de secretaresse, die we nu al een paar keer in korte tijd gezien hebben. Zo zal het hier wel vaker gaan. Ze komt achter haar desk vandaan en neemt ons mee naar een kamer waar geen behandeltafel staat. Het is een kamer zonder ramen met alleen vijf stoelen om een tafel en een computer in het midden. Het voelt als het ultieme slechtnieuwsgesprekkamertje, zo kil en steriel. Daar wachten we een paar minuten op de komst van dokter Veenstra. We zeggen niet veel, enkel een paar zinnen om de stilte te verbreken en daarmee de zenuwen de baas te kunnen, maar elk woord is nu te veel. Binnen een paar minuten zullen we weten hoe mijn toekomst, en daarmee ook die van mijn ouders, eruit komt te zien.

In de dertig minuten die volgen verander ik van een gezond vijftienjarig meisje in een ernstig zieke vijftienjarige vrouw. Ik heb een zeldzame vorm van kanker, het mesenchymaal chondrosarcoom. De tumor komt amper voor bij mensen van mijn leeftijd en ook bij ouderen is dit een zeldzame vorm van kanker.

'Ik weet niet of de chemo gaat aanslaan, dat zal de tijd moeten uitwijzen. Ik weet überhaupt niet of ik je kan helpen, maar we gaan ervoor, we willen dat je tachtig jaar wordt, net als ieder ander,' zegt dokter Veenstra.

'Natuurlijk kun je me helpen, ik ga nog niet dood. Daarvoor is het te vroeg,' zeg ik.

Daarna bespreken we nog wat andere dingen. Wanneer ik besluit dit traject in te gaan, zal ik eerst vier chemokuren krijgen die elk drie dagen duren. Na de chemo's krijg ik een scan en vervolgens wordt er tijdens een operatie zo veel mogelijk van de tumor verwijderd. Na de operatie zou ik, afhankelijk van het aanslaan van de chemo's, nog meer chemokuren krijgen, tegelijk met bestralingen. Ik kan meteen beginnen met de behandeling die hij adviseert, maar ik kan ook nog om een second opinion vragen in een ander ziekenhuis. Toch voel ik meteen dat ik dit wil doen. Ik heb vanaf het eerste moment vertrouwen in dokter Veenstra en de openheid van zaken die hij geeft. Alles wat hij weet, weet ik ook – of tenminste, dat idee heb ik. Zonder voorbehoud accepteer ik de weg die ik zal gaan, omdat dat nu eenmaal de weg is die ik zal moeten gaan. We sluiten het gesprek af en spreken af binnenkort nog even contact te hebben. De verpleegkundige brengt een aantal folders met bandana's en pruiken en vertelt over de mogelijkheden na haarverlies door de chemo.

'Het gaat snel, met zo'n kuur zal je haar snel uitvallen,' zegt ze.

Ik kijk kort in de folders, in de wereld die nog niet de mijne is, maar die snel vanzelfsprekend voor mij zal worden.

'Dankjewel, ik zal ernaar kijken,' fluister ik. We nemen afscheid. Na het gesprek blijven mijn ouders en ik alleen in de kamer waar alles is gezegd. We nemen elkaar in de armen en huilen. Ik voel geen diepgaand verdriet, misschien heb ik zelfs meer verdriet om het verdriet dat ik op dat moment in de ogen van mijn ouders zie. Zij zijn zo intens verdrietig.

De rit naar huis verloopt rustig. Iedereen kleurt het landschap dat voorbijkomt met zijn eigen kleuren. In de auto bel ik oma en een paar vriendinnen. Mijn broers nodig ik uit voor een etentje dezelfde avond. Het nieuws is te groot om door de telefoon te vertellen, maar voor iedereen die ik bel is het duidelijk dat ik goed nieuws wel had gemeld aan de telefoon. De terugreis gaat deze keer snel en we rijden de stad in. Ik zie mensen met hun boodschappenkarretje uit de supermarkt komen. Ik zie mannen in pak van hun werk naar huis lopen en ik zie een moeder met een buggy het zebrapad oversteken. De wereld gaat door, denk ik verschrikt. In de bubbel waar we een middag verbleven, waren we ons niet bewust van een wereld daarbuiten. Een traan glijdt over mijn wangen, terwijl ik in mijn eigen bubbel blijf zitten.

De dagen die volgen zijn onwerkelijk. Ik beleef ze maar het is alsof er een waas van onwerkelijkheid overheen ligt. Hoewel dokter Veenstra heeft aangegeven dat ik niet voor zijn behandelplan hoef te kiezen, weten mijn ouders en ik dat we dat wel zullen doen. Het voelt goed – voor zover het mogelijk is om je in deze situatie ergens goed over te voelen. En dus besluit ik snel met de chemo te beginnen. Opeens heb ik nog één week voordat de chemo begint. Het voelt alsof mijn laatste gezonde dagen er bijna op zitten. Op dat moment kan ik er al niet meer voluit van genieten, omdat ik te veel weet over de tijd die komen gaat. Mijn lichaam is nog zo goed als gezond, afgezien van de levensbedreigende tumor bij mijn longen. Maar geestelijk is er al te veel gebeurd om nog ten volle te kunnen genieten.

Ik ga met Daan uit eten bij de Mexicaan, omdat mijn smaak straks misschien minder is door de chemo. Ook ga ik naar zee, omdat ik me daar altijd goed voel. Ik ren over het strand en voel dat ik leef. Ik ren net zolang tot ik buiten adem ben. De wind waait door mijn haren. Nu kan het nog, denk ik terwijl ik richting zee ren. Maar wat nu nog kan en straks niet meer, weet ik niet precies. Ik verf mijn lange haren van donkerblond naar rood, iets wat ik altijd al gewild, maar nooit gedurfd heb. En ik geniet van mijn gezondheid. Ik sla vitaminepillen in, omdat ik denk dat die me door de chemokuren zullen helpen. Ik ben die tijd het zonnetje in huis. Ik ben de kracht van iedereen om mij heen. En zo voel ik me ook, ik voel me krachtig en sterk. Het overheersende gevoel in mij is dat ik hier doorheen zal komen. Dat deze ziekte een fase in mijn verder gezonde leven zal worden, dat ik hier niet aan zal overlijden. Ik ga niet dood, omdat ik vecht. In mijn hoofd staan 'niet doodgaan' en 'vechten' op dat moment op één lijn. Ik wil vechten voor mezelf, maar ook voor mijn ouders, voor mijn broers, mijn vriendinnen, voor alle mensen om mij heen. En ik weet het zeker: ik zal altijd blijven vechten. Voor mezelf. Voor mijn leven. Voor mijn toekomst. Voor mijn dromen. Voor mijn liefde. Voor mijn licht. Voor alles wat er in mij zit: ik zal vechten. Het is het vanzelfsprekende gevoel van een jonge vrouw die nog niet ziek is. Later zal ik ontdekken dat het anders gaat. Een chemovrij lichaam maakte mijn geest overmoedig. In die week besef ik weliswaar dat ik ziek ben en dat ik nog zieker ga worden, maar ik realiseer me slechts ten dele wat er komen gaat.

3

'Lights will guide you home, and ignite your bones. And I will try to fix you.'
Coldplay (Fix You)

Een dag voordat de chemo begint, meld ik me voor opname in het ziekenhuis. Ik krijg een plekje op de kinderafdeling voor oncologie, en ik schrik wanneer ik mijn kamer binnenloop. Drie jonge kinderen met kale hoofden kijken me aan. Hun bleke gezichtjes stralen me tegemoet. Naast mij ligt een leeftijdgenoot. Ze loodst me door de eerste ziekenhuisavond.

'Ik slaap altijd met een maskertje op, omdat het hier dag en nacht licht is.' Ze toont me haar roze oogmasker. Ze vertelt me dat ze een zeldzame vorm van kanker in haar gezicht heeft.

'Ik ben blij dat het zo zeldzaam is eerlijk gezegd. Wanneer je iets bekends hebt, krijg je allerlei adviezen van iedereen met een buurvrouw, of een familielid die hetzelfde heeft gehad. Daar hebben we mooi geen last van,' zegt ze.

Zo kun je het natuurlijk ook bekijken, denk ik. Is zo'n zeldzame tumor toch nog ergens goed voor.

'Wat heb jij op je hoofd buiten het ziekenhuis?' Ze laat me haar pruik zien, een mooie blonde met krullen. Ik laat haar de muts zien die ik een paar dagen daarvoor haalde in de stad. Ze vertelt me over haar ervaringen en over de chemo's. Ze stelt me gerust, niet door te zeggen dat alles goed komt, maar door mij te laten voelen dat er meer jonge mensen zijn zoals ik.

De dag erna is het 'the day'. Voordat de chemo aan het eind van de middag wordt toegediend, word ik geopereerd onder volledige narcose en wordt er een VAP geplaatst. Een VAP, of Port-a-Cath, ziet eruit als een holle euromunt, die net boven mijn rechterborst onder mijn hals wordt geplaatst en van buitenaf voelbaar is. Vanaf deze holle 'munt' loopt een buisje naar een bloedvat bij mijn hart om de chemo toe te dienen. Het is vooral heel praktisch, omdat ik anders elke keer een infuus moet krijgen en dan zouden mijn bloedvaten het op den duur begeven. Druppels chemo die lekken kunnen op mijn huid ook nog brandwonden veroorzaken. Serieuze medicijnen worden ingezet tegen mijn tumor, dat is wel duidelijk. Wanneer ik terugkom van de operatiekamer, wordt de chemo toegediend terwijl ik in bed lig. Mijn broers en ouders staan om mijn bed, de gordijnen zijn dicht en mijn nieuwe VAP wordt meteen in gebruik genomen.

'Daar gaan we dan.' Ik kijk ze aan vanuit mijn bed. Ik tover een glimlach op mijn gezicht. Ik ben de enige die lacht, de rest kijkt somber.

Door de combinatie van vermoeidheid na de operatie en de chemo die snel zijn weg vindt in mijn lichaam, voel ik meteen dat ik ziek word.

Terwijl ik een week voor de chemo nog moest lachen

om de uitspraak van dokter Veenstra dat hij niet wist of ik beter zou worden, ervaar ik dat plotseling als een reële optie. Ik heb dit niet zelf in de hand, alleen de toekomst zal uitwijzen of ik beter zal worden en overleef. Ik had gedacht dat ik nog naar school zou kunnen, maar ik realiseer me dat dat misschien helemaal niet meer kan. Ik had gewoon totaal geen idee van wat die hele chemo nu precies in zou houden. Dat was maar goed ook, anders was ik er een stuk minder onbevangen ingegaan. Ik had gedacht dat ik met het slikken van vitamine C mijn weerstand kon verhogen, en dat positief denken hetzelfde kon doen. Maar de realiteit is anders, totaal anders. Wanneer de chemo mijn lichaam binnendringt, verdwijnt mijn vechtersmentaliteit.

De eerste chemoweek is een week waarin niet alleen mijn lichamelijke conditie verandert maar vooral ook mijn gevoel. Die week zorgt voor een complete omslag. Waar ik vooraf het idee had dat ik kon vechten tegen de ziekte, zie ik het proces nu als iets waar ik me aan moet overgeven. Ik had deze week geen controle meer over mijn lichaam. Het was zó ziek. Waar ik de week daarvoor nog zoveel vertrouwen had in een goede afloop, dacht ik vanaf dat moment opeens vaak aan de dood. Ik was sterk, maar ik was er niet meer zo zeker van dat ik mijn ziekte zou overleven. Het hele idee van vechten bleek bij nader inzien onmogelijk. Hoezo kan iemand vechten voor zijn genezing? En wat is vechten eigenlijk? Is dat sterk zijn, of juist zwak, is dat beter willen worden, of je juist overgeven aan het moment? En hoezo zou ik kunnen vechten voor mezelf, als het enige wat ik kan doen is me over te geven aan alles?

De chemo die ik krijg toegediend, blijkt een ware uitputtingsslag te zijn. Een gezond, springlevend lichaam verandert in een paar tellen in een ziek lichaam. In de dagen na de chemo word ik nog zieker, nog misselijker en nog smaller. Elke cel van mijn lichaam lijkt in opstand te komen tegen de chemo. Mijn ouders zorgen helemaal voor me en dat is voor beide partijen nogal een omschakeling. Mentale zorg is niet zo erg, die gaven we elkaar altijd al. Maar de lichamelijke zorg levert bijzondere situaties op.

Mijn vader sluit de gordijnen rond mijn bed en zet een teil op de bezoekersstoel om me te wassen. Ik geneer me. Mijn lichaam is zo veranderd in al die jaren dat wij elkaar niet naakt gezien hebben. Hoe lang is het überhaupt geleden, dat we elkaar bloot zagen? Vijf jaar? Langer misschien zelfs; wanneer kan een kind zichzelf wassen? Tien jaar geleden dan? Bij mama thuis douchte ik altijd met de deur open. Wanneer ik klaar was met douchen, liet ik de douche aanstaan, terwijl ik naar een van mijn broers riep dat ik klaar was. Die stapte vervolgens bloot de douche in. Vaak ging ik daarna nog mijn tanden poetsen. Dat was gewoon een vanzelfsprekendheid. Later moest ik weleens lachen als ik bij een vriendin thuis was en ze met de toiletdeur op slot ging plassen. Zo ging het bij ons thuis nooit. Ik geloof dat we niet eens een slot op de badkamerdeur hadden. Rond mijn twaalfde draaide ik de badkamerdeur bij papa altijd wel op slot. Misschien omdat ik dacht dat het zo hoorde, misschien omdat ik zelf nog moest wennen aan de rondingen die langzaam vorm kregen. Het moet in ieder geval lang geleden zijn geweest, dat papa mij voor het laatst naakt heeft gezien. Ik word weer teruggeworpen in de schoot van mijn ouders, terwijl ik op het punt stond uit te vliegen. Mijn vleugels waren al gespreid, mijn voeten al bijna uit het nest. Maar het mocht niet zo zijn. En hier staan we dan. We zijn ons beiden bewust van het ongemak van het moment. Ik stap terug van het rand van het nest, terug naar het midden.

In de week die volgt houd ik niks binnen. Op een gegeven moment eet ik alleen nog yoghurt, omdat dat lekkerder spuugt dan maagzuur. Als gevolg van het spugen val ik acht kilo af. Na ongeveer vijf dagen word ik steeds zwakker en kan ik alleen nog maar slapen. Die acht kilo waren net te veel om te missen. Alles kost energie en ik heb geen energie meer. Alle kracht die ik had, is verdwenen. Mijn lichaam is niet langer een zacht kussentje, maar een harde bottenkast. Ik weeg nog ongeveer tweeënveertig kilo en ik heb het constant koud.

Vijf dagen na de chemo komt 's avonds een verpleegkundige naar me toe. Mijn moeder zit bij me. 'Dit kan zo niet langer,' hoor ik haar tegen mama fluisteren.

'Nee, dat weet ik,' zeg ik, 'Zijn er mogelijkheden voor extra voeding? Ik heb totaal geen energie meer.' Samen beslissen we dat sondevoeding het beste is.

'Kan het vanavond nog? Het is wel laat, maar dan zit het er vannacht al in en kan mijn lichaam weer energie opdoen. Hoe eerder hoe beter,' zeg ik daadkrachtig. Hoewel ik erg opzie tegen een slang in mijn neus, zal het een opluchting zijn om mijn lichaam weer voedsel te kunnen bieden. Al mijn spierkracht is weg, ik voel me zo ziek en slap. De verpleegkundige overlegt met de arts en komt later terug. Met bed en al word ik naar de behandelkamer gereden.

'Je mag het ook zelf doen,' zegt ze. Ik schud mijn hoofd en sluit mijn ogen. De sonde wordt ingebracht en uiteindelijk valt het me mee. Het ontsiert mijn gezicht niet zo heel erg, dat is mooi meegenomen. Ik realiseer me dat ik er nog steeds vrouwelijk uit kan zien met een grote slang in mijn neus.

Na een paar dagen lukt het weer om zelfstandig rechtop te zitten en zelfs heel even te staan. Hoewel ik niet zo zwaar meer ben, kunnen mijn benen me amper dragen, maar ik geniet intens. Wat een bizarre wereld dat ik nu blij ben dat ik kan staan. Dat was een week voor de eerste chemo niet iets om me over te verbazen. Ik verleg mijn grenzen.

Op Prinsjesdag kijk ik naar de koningin die de troonrede voorleest op televisie. Het is de eerste dag dat ik weer enige prikkels, zoals een televisie, kan verdragen. Mijn telefoon geeft het signaal dat ik een berichtje heb. Het is Daan. 'Joehoe! Lights will guide you home and I will try to fix you. Kus.' Het nummer van Coldplay klinkt vanaf dat moment altijd in mijn hoofd, op mijn iPod of in de cd-speler.

Behalve mijn ouders zijn ook mijn broers tussen hun werkzaamheden door zo veel mogelijk in het ziekenhuis. Joep neemt een gigantische knuffelbeer voor me mee. Na tien dagen in het ziekenhuis, waarvan drie chemodagen aan het begin, ben ik weer sterk genoeg om naar huis te kunnen. Ik verlang naar mijn eigen bed, naar een douche en naar lekker eten. Het ziekenhuiseten kan ik door alle misselijkheid niet meer zien.

Maar wanneer ik thuiskom, is alles opeens anders. Ik ben anders en dat maakt ook mijn vertrouwde thuis anders. Het thuis-zijn confronteert me met alles wat ik niet kan, met de lichamelijke energie die ik niet meer heb. Ik ben in die tijd voornamelijk moe, wat toch best even omschakelen is. Ik was altijd degene met energie voor tien. Nu slaap ik en lig ik veel op bed. Ik loop kleine stukjes en bouw langzaam mijn energie weer op. Vanaf de eerste chemokuur word ik om half acht 's avonds de trap opgedragen door mijn stoere broer, omdat ik zelf niet de energie heb om naar boven te lopen. Thuis probeer ik te genieten van kleine dingen, de 'luxe' die ik niet had in het ziekenhuis. Dat ik naar buiten kan. Of steeds langer kan opblijven om televisie te kijken.

Op een ochtend kleedt mama mij aan en ze pakt een broek uit de kast. Ik had in die tijd veel jurkjes aan, omdat die lekker losjes zaten wanneer ik op bed lag. Die dag trek ik voor het eerst in lange tijd weer mijn favoriete wortelbroek aan, en op het moment dat ik in mijn zakken voel, vind ik een boodschappenlijstje. Misschien een nietszeggend boodschappenbriefje, maar mij zegt het heel veel. Het markeert een tijd, een verandering van de tijd. Op het boodschappenlijstje heb ik allerlei dingen geschreven: tomaten, komkommer, bouillon, appels, rijst. Het lijstje illustreert de tijd dat ik zomaar lekker mijn eigen gang kon gaan. Ik kookte graag en als ik een lekker recept had gezien, sprong ik op mijn fiets om allerlei boodschappen te halen. Zo wordt een onbetekenend boodschappenlijstje in mijn zak opeens een symbool voor de verandering in mijn leven. Het is onvoorstelbaar hoe flexibel je geest kan zijn. In de week van de eerste chemo takelde ik hard af. Maar het feit dat mijn lichaam zo ziek was geworden, ervoer ik geestelijk niet als een aftakeling, terwijl het dat wel wás. Ik ben in een heel rap tempo een 'echte' kankerpatiënt geworden. Maar de geest is flexibel, en het lijkt alsof het nooit anders is geweest. Alsof ik nooit gezond ben geweest. En als ik niet meer misselijk ben, zal het lijken alsof ik nooit misselijk ben geweest. Raar, maar zo werkt de geest – mijn geest.

'Mama, ik denk dat ik het niet meer zo vanzelfsprekend vind dat ik dit overleef.' Ik lig op mijn bed, dat sinds ik thuis ben in de woonkamer staat. Mama staat naast mij, maar ik durf haar niet aan te kijken. Ik vind het moeilijk dit gevoel te verwoorden. 'Ik dacht dat het zo simpel was om beter te worden, maar ik besef nu pas dat ik echt heel ziek ben.'

Vanaf dat moment denk ik steeds vaker aan de dood.

Weer denk ik aan mijn droom van een paar maanden daarvoor. Ik maak in die droom een afspraak bij de kapper en vraag Dorien mee te gaan. Nu bel ik daadwerkelijk de kapper op. Dorien en ik gaan samen.

Een paar dagen na mijn thuiskomst uit het ziekenhuis draagt Daan me de trap van de kapper op. Met mijn smalle lijf en pap in mijn benen kan ik de trap niet meer zelf opkomen. Mijn haren beginnen langzaam uit te vallen, dus het is tijd om me een korte coupe aan te meten. Ik heb een mooi kapsel uitgezocht en of ik nu kort, blond, stoer, pittig, meisjesachtig of juist mannelijk wil: alles is mogelijk. Samen met Dorien laat ik iets leuks maken van mijn kapsel. Op de kappersstoel vallen mijn lange, nu rode, krullen op de grond. Zo verandert mijn lange kapsel in een korte versie. Mijn haar valt en valt en met mijn haar vallen alle vooroordelen die ik had over een kort kapsel. Mijn beelden over vrouwelijkheid hadden zich de afgelopen jaren stevig gevormd. Beelden die waren bepaald door de media, door vriendinnen en bovenal door mezelf. Beelden van lange, blonde haren, van perfecte lichamen, zonder littekens en helemaal in proportie. Ik zag vreselijk op tegen het afknippen van mijn haren. Mijn halflange lokken die onderdeel zijn van mijn uiterlijk, van mijn vrouwelijkheid. Tegelijkertijd weet ik dat het afknippen van mijn haar een eerste stap is naar volledig kaal worden. En dat kaal zijn een typisch beeld is van een kankerpatient. Ik zal er dan echt niet meer omheen kunnen dat ik kanker heb.

Mijn korte haar blijkt ontzettend vrouwelijk te staan. Ik voel me prachtig en bevrijd. De komende tijd is het probleem van de lange haren die op de grond vallen opgelost.

Mijn haar is kort, maar mijn rust thuis wordt bruut verstoord omdat ik koorts heb. Koorts is een complicatie tijdens een chemokuur. Het kan gevaarlijk zijn omdat er amper een afweersysteem in het lichaam is om virussen van buitenaf te bestrijden. Ik ben warm en moe.

’s Avonds laat rijden mama en ik naar Zwolle, op weg naar een streekziekenhuis dicht bij mijn ouders. Papa staat al op de parkeerplaats te wachten.

‘Hai lieverd,’ hij kijkt er ernstig bij.

‘Hoi pap,’ zeg ik droevig. We weten allebei dat dit het begin is van het ziekenhuisleven dat we nu in zijn gegaan. De komende tijd kan dit vaker gebeuren. Maar voor nu is het allemaal nog zo nieuw. Op de spoedeisende hulp worden we snel geholpen. Een kinderarts wacht ons op. Door de bloedonderzoeken wordt het inderdaad duidelijk dat ik geen afweer heb. Dezelfde avond begin ik met een driedaags antibiotica-infuus, dat wordt toegediend via mijn VAP. Ik kom op een treurig kamertje terecht van een ziekenhuis dat binnen een paar jaar tegen de vlakte moet. De vloer is kapot en de wc is geel uitgeslagen. Het contrast met thuis kan niet groter zijn. ’s Avonds laat kijk ik naar de televisie en ik voel misschien zelfs een beetje opluchting dat ik in het ziekenhuis lig. Eigenlijk was ik te ziek om thuis te zijn.

Een dag na de spoedopname krijg ik het boek *Beter* van Maarten van der Weijden. Mijn laatste illusies over vechten en genezen zijn voorgoed weg. Nu was ik na de eerste chemo al vele illusies over vechten armer, maar door dit boek verdwenen ze volledig. Zelfs als ik al mijn kuren goed zou doorstaan is er nog een kans op de dood... Ik had eerst het idee dat ik 'ja' zei tegen het leven als ik 'ja' zei tegen de chemo. Maar dat is helemaal niet zo. Zelfs bij een 'ja' op de vraag of ik chemo wil kan het leven heel anders lopen. Maarten beschrijft op meesterlijke wijze wat ik op dat moment allemaal dacht. De gedachte dat veel meer mensen hetzelfde beleven is een steun voor mij.

Een heel hoofdstuk in Maartens boek gaat over positief denken, gepaard met termen als 'vechten' voor de 'overwinning op de dood'. Eigenlijk is het heel raar om tegen iemand te zeggen dat hij kan vechten voor zijn genezing. Daarmee zeg je, zonder dat je dat misschien echt zo bedoelt, dat degene die niet geneest niet hard genoeg heeft gevochten. Zo is iemand zelf onderdeel van zijn of haar genezingsproces, en wordt er een zekere verantwoordelijkheid bij de patiënt gelegd. Maar heeft iemand die doodgaat dan niet genoeg verantwoordelijkheid genomen voor zijn genezingsproces? Is het leven het enige wat je in geval van ziekte kunt winnen? Naar mijn idee kun je maar in een opzicht 'winnen', om dat woord maar even te gebruiken, en dat is door de groei van je persoonlijkheid, de groei als mens. Ziek zijn is altijd een groeiproces. Of je nu doodgaat of niet, of het je tijd is of niet, het enige wat op dat moment mogelijk is, is groeien.

4

'So shine on. Just shine on! With your smile just as bright as the sun.'

James Blunt (Shine on)

Papa komt naar het ziekenhuis en brengt zelfgemaakte pasta mee. 'Ik heb gisteravond pasta gemaakt met extra peper, speciaal voor jou.' Hij weet dat ik door de chemo gerechten die pittig zijn tenminste nog een beetje kan proeven.

'Jullie hebben gisteravond toch ook wel pasta gegeten?'

'Nee, gewoon aardappelen, dit heb ik 's avonds om negen uur nog even gekookt.' Hij warmt de pasta op en gaat naast me zitten terwijl ik het heerlijke eten opeet.

'Kijk pap,' ik trek aan mijn haren en houd een pluk haar in mijn handen. Papa trekt zijn neus op. 'Houd 'ns op,' zegt hij.

'Het gaat best snel,' zeg ik terwijl ik nog een paar plukken haar meetrek, 'ben benieuwd wanneer ik echt kaal word.'

Als ik weer thuis ben na vier dagen aan het antibiotica-infuus in Zwolle, valt mijn haar in een heel hoog tempo uit. Ik trek er vaak aan, maar het valt ook spontaan uit. Als ik in de spiegel kijk en mijn uitgedunde 'bos' haar zie, voel ik me niet mooi. Straks, zo houd ik mezelf voor, is het mijn doel om mezelf toch sexy te voelen. Daarom wil ik geen pruik: ik ben straks kaal, dus iedereen, inclusief ikzelf, neemt me zoals ik ben: kaal. Ik voel dat ik mezelf altijd vrouwelijk blijf voelen, omdat ik nu eenmaal een vrouw ben. Het is een gevoel dat ik vanbinnen heb en ik realiseer me dat dat niets te maken heeft met een kaal hoofd.

Toch is het moment dat mijn haar wordt weggeschoren vreselijk. Het is precies zoals in de film *Komt een Vrouw Bij de Dokter*. In die film is de scène van het afscheren van het haar puur. Mijn eigen scène is ook puur. Met een kaal hoofd ben ik opeens kwetsbaar, maar ook ontroerend en krachtig. Twee weken geleden zat ik nog op school en nu zit ik in de tuin met een scheerapparaat. Ik scheer mijn haar af wanneer er nog best veel haar op mijn hoofd zit, omdat ik het niet langer wil zien uitvallen. Dát maakt me zo onzeker, zo kwetsbaar. Daan helpt bij het afscheren van mijn haar. Langzaam worden mijn al korte lokken weggeschoren. Haal voor haal valt het laatste beetje haar op de grond. De tranen lopen over mijn wangen. In de weerspiegeling van het raam zie ik Daan nog meer haar wegscheren en tegelijkertijd zie ik mijn tranen stromen. Maar mijn oude ideeën over vrouwelijkheid vallen tegelijk met mijn haar op de grond. Ik voel me meer dan ooit vrouw. Niet langer bepaalt mijn haar dat ik een vrouw ben. Na het scheren loop ik voorzichtig naar de spiegel in de gang. Ik kijk erin en ik huil. Het enige wat ik kan doen is huilen, omdat ik geen specifieke emotie heb. Ik zie een hoofd zonder haar, met nog een paar laatste stoppels. In datzelfde spiegelbeeld glijdt mijn blik naar beneden en ik zie ter hoogte van mijn borst een litteken en een grote, uitstekende, ronde 'euromunt': mijn VAP, het kastje waar ik mijn chemo door krijg. In dat ene spiegelbeeld zie ik alle beschadigingen van mijn lichaam tot nu toe. In twee weken tijd is mijn lichaam het lichaam van een vreemde geworden. Het is plots uitgewoond, waar het kort geleden nog zo'n mooi nieuw huis was. Huilend sta ik daar. Op zoek naar mezelf in mijn eigen spiegelbeeld. Voor het eerst voel ik me een kankerpatiënt.

Daan komt naast me staan. 'You're beautiful,' fluistert hij.

Als Jim later die dag komt, tilt hij me op totdat we met onze hoofden op gelijke hoogte zijn.

'Damn, you're so sexy, sister,' zegt hij als hij me een zoen geeft.

In de dagen daarna schrik ik telkens wanneer ik in de spiegel kijk, omdat het beeld me nog niet helemaal eigen is. Het wennen gaat langzaam, maar het gaat. Mijn spiegelbeeld lijkt opeens zo ziek. In mijn hoofd is het plaatje compleet: chemo, kaal, ziek, kanker. Alles waaraan je ziet dat iemand kanker heeft, alles waarvan ik dacht dat het in een film uitvergroot wordt, blijkt in het echt gewoon zo te zijn: ik ben bleek en kaal.

Dorien komt ongeveer twee keer in de week langs wanneer ze tussenuren op school heeft. Vandaag is zo'n dag. Ik heb haar nog niet gezien sinds ik kaal ben. Omdat ik thuis ben, heb ik mijn mutsje niet op. We knuffelen elkaar en gaan op de bank zitten.

'Hoe vind je dat ik eruitzie?' vraag ik.

'Het is even wennen, zo kaal, maar je straalt enorm,' zegt Dorien.

Op de poli doen verhalen de ronde dat, wanneer je haar na de chemo weer terugkomt, je haarkleur volledig veranderd kan zijn. Het schijnt zelfs een keer voorgekomen te zijn dat iemand van krullend zwart naar steil blond haar ging. Daar houdt iedere leeftijdsgenoot die ik tegenkom op de poli zich natuurlijk aan vast.

'Ik hoop dat ik net zulk mooi haar als jij terugkrijg,' zeg ik terwijl ik naar haar prachtig rode, krullende haar kijk.

Als Dorien en ik niet op de computer spelletjes doen, naast elkaar op mijn bed liggen, chips eten of een film kijken, mailt ze mij. Over haar wereld, over de wereld buiten mijn huis, waar ik nu geen deelgenoot meer van ben, maar waarin zij mij meeneemt – in haar woorden. Dorien zal later schrijver worden, dat is één van de weinige zekerheden die ik op dat moment heb. Dorien mailt over saaie dingen in haar bestaan, zoals over school, maar ook over beter worden, over genezing, of ze mailt me inzichten die ze heeft gekregen in haar leven, over hoe ze naar huis fietst met een liedje in haar hoofd, over hoop en wanhoop, over liefde en houden van. In één van haar mailtjes schrijft ze: 'Ik mis je wel, hoor, op school! Maar dat maakt niets uit: het is duizend keer belangrijker dat je weer snel beter wordt! Ik vergeet je in ieder geval niet tijdens mijn eenzame uurtjes maatschappijleer. En ook niet tijdens geschiedenis waarbij ik mijzelf maar met mijn eigen stille aanwezigheid verblijd. Of tijdens kunst waarbij ik heel alleen zit te kleien. Heb je al medelijden?'

Ik mail haar terug over mijn inzichten, over de ervaringen die ik heb in de stilte waar mijn lichaam zich in beweegt. Ik mail haar over hoeveel ik van haar houd, hoeveel ze voor me betekent, want dat doet ze echt. Ik mail haar over hoezeer ik beter wens te worden, maar dat ik niet weet of het wel voor me is weggelegd. Is genezing wel bedoeld voor iedereen? Ik bedank haar voor haar verhalen over school, zodat ik niet helemaal van mijn klas vervreemd raak, omdat ik er nu al een paar maanden niet geweest ben. Het is onmogelijk om op school te komen, maar ik heb er wel zin in. Op dit moment is de tocht naar het toilet – drie meter van mijn bed vandaan – al een hele opgave, dus naar school zal ik de komende tijd niet gaan. Ziek zijn is ook een hele studie, denk ik terwijl ik uitgeput op bed lig na een bezoekje aan de wc.

5

'Now the night feels like forever. But soon the sun will come around. Make your heart a little lighter. Darling lay your burden down.'

Jon Allen (Lay your burden down)

Nieuwe ronde, nieuwe kansen.

In het ziekenhuis zijn twee grote 'straten'. Daaraan liggen alle poli's. Kinderoncologie ligt aan het einde van een lange straat. De eerste keer dat we naar de poli in Groningen gingen, had dokter Ten Berge, in het ziekenhuis waar ik de eerste onderzoeken had, ons verteld dat we de Poortweg moesten nemen en dat daar de poli te vinden was. Sindsdien weten we poli en Poortweg blind te vinden, maar mijn benen werken niet altijd mee. De tweede chemokuur komt eraan en ik zie er ontzettend tegenop. Voor mij is het best een eind lopen van de auto naar de poli Kinderoncologie. In het ziekenhuis zie je vaak dat kinderen in een rolstoel door hun ouders richting de poli worden geduwd. Met mama heb ik afgesproken dat ik voor elke nieuwe kuur naar de poli wil kunnen lopen. De afgelopen week heb ik al een paar keer kleine stukjes buiten gelopen en die training heeft zijn vruchten afgeworpen: ik haal de poli lopend, ondersteund door mijn moeder. Op die manier proberen we positief te blijven en maken we de dag waar ik tegen opzie minder erg.

Ik kom deze keer als een ander mens de poli op, omdat ik inmiddels kaal ben en mijn weg weet te vinden tussen bekende gezichten van andere patiënten. Het is allemaal minder onwennig. Op de poli wordt mijn VAP aangeprikt en ik kan zodra ik dokter Veenstra heb gesproken aan mijn nieuwe kuur beginnen.

'Hoe gaat het met je?' vraagt dokter Veenstra als we in een behandelkamer zitten.

'Goed. Ik voel me nu weer fit en kan de nieuwe kuur aan.'

'Als ik je vraag of het net zo goed gaat als voor de eerste kuur, wat zeg je dan?' Ik kijk hem verbaasd aan. Het gaat naar omstandigheden goed, maar ik ga sinds drie weken om acht uur naar bed en heb verder heel weinig energie.

'Nee, dan gaat het niet zo goed. Maar in vergelijking met hoe ik me voelde tijdens de eerste kuur gaat het nu uitstekend.'

'Je ziet er goed uit.'

Dat hoor ik van meer mensen. De zon heeft mijn gezicht omgetoverd tot een sproetenparadijs. En hoe raar het ook klinkt, een kaal hoofd staat mij best goed. Ik heb een goed hoofd en mijn schedel is heel regelmatig. Op mijn kale hoofd zet ik altijd een wit gebreid mutsje. Daar krijg ik veel complimenten over.

Na een aantal lichamelijke controles kan de tweede kuur beginnen. Ik pak mijn koffertje en loop naar de afdeling

Kinderoncologie. Deze keer krijg ik een eenpersoonskamer. Zo heb ik geen last van prikkels zoals televisie, en kan ik gewoon liggen en zijn.

Een uur nadat ik aangesloten ben op mijn nieuwe chemo, krijg ik een sms'je van Dorien. 'Kan ik langskomen in Groningen?' Ik zucht. Mijn vriendinnen willen graag op alle momenten van dit stukje in mijn leven aanwezig zijn.

Ik bel haar op. 'Dat heb ik liever niet. Een wc-bezoek is al een fysieke uitdaging en een uitputtingsslag. Het is zoals het is, maar ik zie je snel weer als ik thuis ben,' zeg ik nadat we elkaar begroet hebben.

'Maar ik wil er voor je zijn, het maakt niet uit of je spuugt als ik er ben,' zegt ze.

'Dat weet ik, maar ik heb gewoon geen zin om iemand te zien,' zeg ik.

In Groningen beleef ik mijn dagen samen met mijn infuuspaal, mijn ouders en mijn broers.

Na drie dagen kan ik naar huis. Ik ben weer net zo ziek als een paar weken geleden. Daan tilt me om half acht naar boven en stopt mijn lijfje in.

's Nachts word ik wakker. Ik ben misselijk en op het moment dat ik me bedenk dat ik me behoorlijk ziek voel, komt het braaksel naar boven. Ik hang over de rechterkant van mijn bedzijde en begin op de grond te braken.

De deur van mijn kamer gaat open. Daan staat in de deuropening. Hij gaat zwijgend naast mij op de bedrand zitten en streelt mijn rug terwijl ik nog steeds opzij hang. Het is er nu bijna uit. Daan staat op en loopt zachtjes naar beneden. Wanneer ik weer op mijn rug ligt, komt hij binnen met een doek en een emmer water. Zwijgend, vol liefde, ruimt hij mijn overgeefsel op. Daarna loopt hij mijn kamer uit. Even later komt hij weer naar boven en gaat naast mij op het bed zitten.

'Sorry, ik wilde niet op de grond spugen,' zeg ik. Hij maakt een 'ssst'-geluid met zijn mond. Daarna kust hij mijn hoofd en fluistert: 'Slaap lekker, mooiste.'

's Ochtends staat mama naast mijn bed. Ze komt me vragen wat ik wil eten. Ze heeft toen ik in Groningen lag een voorraadje lekkere dingen ingeslagen. Ik weet uit gebrek aan zin en smaak niet wat te kiezen, maar kies dan voor een beschuitje met een glaasje biologische melk. Ze komt het brengen en eet een beschuitje met me mee. Ondanks de hectiek van deze tijd bouwen we onze eigen rustmomenten in. Vroeger deden mama en ik dat al, samen ontbijten. Wanneer mijn broers naar school waren, omdat ze moesten fietsen naar de stad even verderop, begonnen we de ochtend regelmatig samen. Meestal namen we gewoon een beschuitje met hagelslag, maar naarmate ik ouder werd ging ik me meer met het eten bemoeien. Dat resulteerde in gekookte quinoa in fruitsap, gebakken banaan, ontbijtgranen met sojamelk, pannenkoeken gemaakt met kwark in plaats van melk, wentelteefjes, of een fruitshake. Als ik een goede bui had, bracht ik het altijd naar boven op bed, zodat mama kon blijven liggen. Ze was hoofd van een verpleeghuis en werkte vaak tot 's avonds laat. Anders aten we beneden aan de tafel. Nu is het mama die mij verblijdt met ontbijt op bed. Na de laatste hap beschuit helpt mama mij overeind. Ze zet de douche aan, terwijl ik me zittend uitkleed. Het warme water dat even daarna mijn huid verfrist voelt als het heerlijkste water dat ooit heeft bestaan. Ik mag niet douchen wanneer ik een infuus heb, dus in het ziekenhuis waste ik me met water in een teil. Nu is het stromende water genoeg om van mij een nieuw en levendiger mens te maken. Ik moet lachen om mijn eigen vergeetachtigheid, wanneer ik krullenshampoo in mijn haar probeer te smeren. Ik was even vergeten dat er geen haar meer op mijn hoofd zit. De douche gaat uit, mijn jurkje voor die dag ligt al klaar op de stoel naast de badkamer.

De volgende dag brengt Joep mij 's avonds naar bed. Ik heb mijn pyjama al aan. Hij hoeft mij alleen maar naar boven te tillen. Joep neemt bewust afstand van mij en mijn ziekte, omdat hij over een tijdje naar Afghanistan gaat. Hij geeft me een korte kus op mijn hoofd. Ik zie zijn ogen groot worden en hij tilt me op.

'Jemig, Lau, je weegt niets. Waarom heb je geen sondevoeding?' Zijn stem breekt als hij het vraagt.

'Ik wil niet altijd zo'n slang in mijn neus,' probeer ik mezelf te verdedigen. Hij loopt naar boven en legt me op bed. Daar geeft hij me een aai over mijn hoofd en gaat snel naar beneden.

Ik ben drie dagen thuis. Daarna word ik weer met koorts opgenomen in Zwolle. Met mijn smaak gaat het sinds de chemo nog steeds vreselijk. Ik smeer overal extreem hete sambal op om maar iets te proeven van mijn eten. Mijn ouders zijn om beurten in Zwolle en proberen zo veel mogelijk lekkere dingen mee te nemen: taartjes, pittige dingen, chips en koekjes. Alles waar veel calorieën in zitten (en vooral veel vet) is goed voor mij.

Toch is de diëtiste niet heel blij wanneer ze na dag vijf mijn gewicht komt opnemen. 'Je moet maar even nadenken of je het gewichtsverlies er allemaal wel bij kunt eten,' zegt ze. 'We hebben ook calorieshakes. Die kun je ook extra nemen.'

Ik trek een vies gezicht. Die shakes kunnen wel gezond zijn qua calorieën, maar de smaak is niet ingesteld op chemomonden.

‘En anders zul je toch weer moeten nadenken over sondevoeding.’

‘Ik eet wel een bus Pringles extra,’ zeg ik stellig.

We kijken naar de calorieëntabel. Zo’n shake staat gelijk aan een hele bus Pringles. Dat is dan mooi meegenomen. Ik heb geen zin om weer een slang in mijn neus te hebben.

Wanneer papa na zijn werk bij mij de avond komt doorbrengen, vindt hij een grote kippenbout onder een stoomdeksel.

‘Krijg je hier dit?’

‘Ja, vies hè? Kun je de deksel er weer opdoen? Ik wil het niet ruiken.’

‘Nee, dat snap ik. Dat ze dit zo durven te geven op de kinderafdeling.’ Hij pakt een frietje dat naast de kip ligt en kijkt er vies naar. ‘Deze is gewoon slap.’ Daarna loopt hij naar de keuken voor ouders en maakt een lekkere tosti met veel sambal en kaas.

Zaterdagavond laat lig ik alleen op mijn kamer. Papa en mama zijn er zo’n beetje altijd, maar ’s avonds val ik alleen in slaap en ’s ochtends word ik alleen wakker. Alleen wakker worden maakt dat ik de tijd heb om de innerlijke rust in mezelf te bewaren. Alleen gaan slapen zorgt ook voor bijzondere momenten. Op die momenten kijk ik televisie en kom ik tot mezelf. Ik heb mezelf diep ingestopt en een wollen muts op mijn hoofd gezet. Een kaal hoofd is kouder dan je denkt en daarnaast tocht het vreselijk in mijn kamer: ik kijk vanuit mijn bed zo door de kozijnen naar buiten. Het ziekenhuis is echt aan een opknapbeurt toe. Misschien valt het me ook wel meer op, omdat dit de enige kamer is waar ik de afgelopen acht dagen geweest ben. Ik mag de kamer niet uit, omdat er andere zieke kinderen op de afdeling liggen. Vanwege mijn weerstand, of beter gezegd vanwege het gebrek aan weerstand, kan ik de kamer niet uit. Het feit dat het zaterdagavond is maakt mij een beetje weemoedig. Zaterdagavond was altijd de avond waarop ik bij mijn vader was en we chips aten voor de buis. Of we, als ik eens bij mijn moeder was, spelletjes speelden. Nu lig ik alleen in mijn ziekenhuisbed. Aan chips en televisie geen gebrek, maar de gezelligheid en liefde om mij heen ontbreken. Gelukkig kan ik goed alleen zijn, iets wat in deze tijd noodzakelijk is om te kunnen overleven. In het ziekenhuis zijn de avonden en nachten lang en alleen, maar nooit eenzaam. Ik kan intens genieten van die rustmomenten. Alleen zijn geeft nieuwe inzichten en zorgt ervoor dat ik de nieuwe dag weer aankan. Alleen zijn schept – misschien paradoxaal – ook de meeste verbinding. Zelf kan ik op zulke momenten alles van de dag verwerken. Op die manier voel ik geen enorme haast of druk tijdens mijn behandelingen.

Ik zet de televisie aan. Paul de Leeuw. Na wat grappen die zelfs mij kunnen opvrolijken, kondigt hij een lied aan. De pianomuziek wordt ingezet. 'Ik wil vandaag de lucht versieren en haar kleuren geven. Die net zo mooi zijn, zoals jij. En ik roep de regen en de zonnestralen en ik fluister dat ik zonder...'

Tranen lopen over mijn wangen. Ik hoop dat mijn ouders ook naar Paul de Leeuw aan het kijken zijn.

'Dat komt door jou. Jouw oogverblindend zijn, jouw hart zit heel diep in mij, jouw hart zit heel dicht bij mij.'

Ik voel de verbondenheid met mijn vader en mijn moeder. In dit nummer komt alles samen. Ik ben voor mijn ouders 'jou' in het liedje, maar zij zijn 'jou' voor mij. De verbondenheid raakt me diep. Want hoewel ik vind dat mijn ouders best meer tijd voor zichzelf mogen nemen, prikken zij daar haarfijn doorheen. Ze voelen aan dat ik het voor hen zeg en niet voor mezelf.

Na tien lange dagen in Zwolle mag ik eindelijk weer naar huis. De koorts ging deze keer minder snel over en omdat het Hb-gehalte in mijn bloed zo laag was, heb ik ook een bloedtransfusie gekregen. Zo'n bloedtransfusie zorgt ervoor dat ik me veel beter voel. Zo kan ik genieten van deze 'gezonde' tijd, ook al begint de derde kuur alweer over een paar dagen.

6

'Get the feeling that something surrounds you. Give it all up and watch it fly. Speak soft, dear and let it wash over you.'
Laura Jansen (Perfect)

Met al mijn opgespaarde krachten loop ik van de ingang van het ziekenhuis in Groningen naar de poli. Vandaag begint de derde kuur. Mijn tred is zelfverzekerd als ik het ziekenhuis binnenga. Ik heb geen zin in de komende dagen, maar de bloedtransfusie van een week geleden maakt mijn lichaam sterker en mijn geest daardoor helderder.

Op zondag, mijn laatste chemodag, komt mijn favoriete verpleger naar mij toe.

'Als je twee glazen water drinkt, mag je een uur eerder naar huis.' De laatste dag in het ziekenhuis is altijd bedoeld om mijn lichaam door te spoelen met vocht, zodat de chemo niet te lang in mijn lichaam blijft zitten. Ik kijk hem aan. Ik twijfel.

'Twee glazen? Ik ga mijn best doen, ik wil hier weg.' Een halfuur later houd ik met moeite een paar slokken van mijn eerste glas water binnen. Na elke slok zet ik mijn kiezen op elkaar en ga even liggen. Het kost me ongeveer twee uur voordat ik op de bel druk en de verpleegkundige trots vertel dat het gelukt is. Ik mag een uur eerder naar huis.

Als ik thuiskom, is Jim er ook. Ik glunder als ik hem zie. Jim heeft een cd van Coldplay opgezet, en het nummer 'Fix You' speelt als ik binnenkom. Ik ga beneden op mijn bed voor het raam liggen en hij zoent me gedag. Dit soort geluksmomenten zal ik nooit vergeten. Voor iemand anders misschien slechts een gewoonte. Voor iemand die ziek is – voor mij – een lot uit de loterij.

Dorien komt langs. We gaan met z'n tweeën op bed liggen. Boven mijn bed hangt mijn kralenketting, elke kraal staat symbool voor een behandeling. Zo heb ik verschillende kralen voor operaties, bloedprikken, bloedtransfusies en spoedopnames. Op de afdeling lopen kinderen met hele boa's om hun nek, zo'n lange ketting hebben zij al gespaard. Bij mijn eerste kuur mocht ik kiezen of ik ook met een ketting wilde beginnen. Ik twijfelde, vond dat eigenlijk meer iets voor de kleine kinderen, maar besloot het toch te doen. Het is nu vooral fijn om aan de hand van de ketting te zien wat er allemaal is gebeurd. Bovendien is het een dankbaar gespreksonderwerp met de leeftijdsgenoten bij mij op de afdeling.

'Laat je nieuwe kralen eens zien,' zegt Dorien. Omdat ik net uit Groningen ben gekomen is mijn ketting weer behoorlijk gegroeid. Naast de kuur die ik daar heb ondergaan, kreeg ik meteen de kralen voor de opname in Zwolle.

‘Spoedopname, bloedprikken, VAP aanprikken, bloedtransfusie…’ met mijn vingers betast ik de verschillende kralen. Het wordt al een hele sliert.

Deze keer gebeurt niet waar we nu eigenlijk al van uitgingen: ik krijg geen koorts, en kan thuisblijven om te herstellen. Afhankelijk van de scan die ik over een paar weken krijg, volgt nog een vierde kuur of meteen de operatie. Maar eerst focus ik me op dingen die prioriteit hebben: in november, na de derde kuur en voor de grote operatie, wordt Joep door Defensie uitgezonden naar Afghanistan. ‘Strijden’ komt op die manier niet alleen in mijn eigen hersenspinsels voor: Joep gaat op pad om vrede te brengen in de oorlogsgebieden in Afghanistan. Na de bloedtransfusie die ik na de derde kuur nogmaals krijg, ben ik sterk genoeg om een avondje uit eten te gaan en op die manier nemen we al wat afscheid.

Het is ondertussen ongeveer twee maanden na de eerste chemo. Voor het eerst sinds mijn ziekte bevind ik me weer in zo’n drukke gelegenheid en opeens word ik me bewust van mijn uiterlijk. Ik ben kaal en dat kan mijn mutsje niet verbloemen. Ik heb het gevoel dat alle mensen naar me kijken. De eerste vijf minuten in het restaurant voel ik me vreemd, maar daarna vind ik het heerlijk om onder de mensen te zijn, weer in de stad, in het ‘echte’ leven te staan. De afgelopen weken leefde ik van ziekenhuis naar ziekenhuis. Op mijn geïsoleerde kamertje in Zwolle besefte ik niet dat de wereld doordraaide, dat er nog leven was buiten het kamertje waar ik lag. Nu voel ik dat het leven geruststellend gewoon doorgaat.

Een week later nemen Joep en ik de avond voor zijn vertrek echt afscheid van elkaar. We zijn beide knikkerkaal. Hij omdat een kaalgeschoren hoofd gebruikelijk is in het leger, ik door de medicijnen. We maken foto's van onze twee mooie hoofden. Daar ga je dan, naar het verre land, naar het oorlogsgebied, met zus thuis aan de chemo, denk ik terwijl hij mij kust. Op dat moment zitten we allebei in de overlevingsmodus. We bevinden ons beiden in een levensbedreigende situatie. Het valt me zwaar om afscheid van hem te nemen. Het lijkt me ook zwaar voor hem, omdat alles op dat moment om mij lijkt te draaien.

'Sie, tot over een paar maanden. Het gaat goed komen met ons.' 'Sie' is een koosnaam die mijn broers voor mij verzonnen toen ik nog klein was. Waarschijnlijk is het een verbastering van het Engelse 'she', maar dat weet niemand eigenlijk meer precies. Joep spreekt het uit op de manier die ik van hem gewend ben.

Hij geeft me een beer met een klein beertje in zijn armen. 'Dat zijn wij, Sie. Houd je taai!' Joep is onze eeuwige optimist. Ik moet huilen en wil dat dit moment eeuwig blijft bestaan. Een dag na het afscheid van Joep laat ik een scan maken om te kijken of de tumor is gekrompen door de chemo. Als dat het geval is, zal ik nog een vierde kuur krijgen voor de operatie. Zo niet, dan zal ik meteen worden geopereerd.

De uitslag van de scan komt snel en maakt me verdrietig: de tumor is niet gekrompen. De allesvernietigende chemo heeft de grote mannenvuist die aan mijn ribben vastzit, niet kleiner gemaakt.

Het wachten op een datum voor mijn grote operatie duurt vreselijk lang. De weken die volgen staan in het teken van wachten. In die tijd ga ik me wat beter voelen; de laatste chemo ligt steeds verder achter me. Aan de andere kant is wachten in onzekerheid over de toekomst heel naar. Je wordt al goed getraind in wachten in het ziekenhuis, maar deze les in overgave vind ik behoorlijk zwaar. Liever weet ik waar ik aan toe ben. Het maakt me niet uit welk scenario het is. Als je veel tijd tot je beschikking hebt, heb je veel tijd om te denken. Ik pieker niet, ik denk alleen maar na. Waar sta ik nu precies in dit proces? 'Quality time, for myself', dat is het.

Dan komt het verlossende telefoontje. Ik ben opgeluchter dan opgelucht, omdat ik eindelijk weet waar ik aan toe ben. Wat er gaat gebeuren maakt me niet meer uit, ik weet nu in ieder geval wat ik moet weten: wanneer de operatie gaat plaatsvinden. Op 3 december, een maand na de CT-scan die heeft uitgewezen dat de tumor niet is gekrompen door de chemo's, word ik geopereerd.

Op de ochtend van de operatie ben ik gespannen voor wat gaat komen. Het is half acht 's ochtends en de telefoon gaat. Ik neem op.

'Hé Siesam.' Het is Joep. Hij belt vanuit Afghanistan. Hoe weet hij het toch te *timen* dat hij precies op de juiste momenten belt om me te laten weten dat hij er is?

'Hé broer,' zeg ik terwijl de tranen over mijn wangen lopen.

'Het gaat goed komen, hè, ik spreek je snel weer.' Kort daarna hangt hij op. Een glimlach verschijnt op mijn gezicht. Ik denk aan al die keren dat hij dit al tegen mij gezegd heeft, hoe optimistisch hij blijft in alle situaties. Vroeger kon ik bij hem terecht met al mijn problemen, zoals problemen kunnen zijn wanneer je een jaar of tien bent en denkt dat je grote broer ze op kan lossen. Het fijne van dat soort problemen was dat een grote broer ze ook kón oplossen, alleen al door te zeggen dat het goed ging komen. Maar deze keer kan hij het niet. Ik ben te groot geworden en mijn problemen ook.

De operatie verloopt goed en ik word na een halve dag wakker op de intensive care. De tumor die uit één rib groeide, had de twee naastgelegen ribben aangetast en dus zijn er drie ribben verwijderd. Daarvoor in de plaats wordt een soort gaas geplaatst, dat na een aantal maanden door mijn eigen weefsel zal verharden, zodat het stevigheid biedt aan mijn borstkas en longen. Bij mijn longen worden een paar drains geplaatst om al het operatievocht af te voeren. Vanaf de eerste dag na de operatie heb ik intense pijn.

Op 5 december lig ik weer op de normale afdeling en komen aan het eind van de middag Sinterklaas en Zwarte Piet langs. Papa zit naast mijn bed. Ik lig plat en heb nog altijd een zuurstofslangetje in mijn neus. Sinterklaas kan me niet opvrolijken. Papa maakt een foto op het moment dat Sinterklaas mij een cadeautje overhandigt.

Voorafgaand aan de operatie hebben we een uitgebreid gesprek met de chirurg. Daarin vertelt hij dat het de bedoeling is dat de tumor wordt weggehaald, *no matter what*. Oftewel: *no matter* mijn borst, *no matter* mijn mooie lijf. Het litteken zal groot en lelijk worden. Natuurlijk had ik niet verwacht dat het een prachtig litteken zou worden, maar toch is dat een klap. Mijn borsten zijn straks niet even groot en dat doet me pijn. Een halve borst is niet levensgevaarlijk en beter dan een uitstekende borst (zoals ik op dat moment ongeveer heb, met een steeds zichtbaarder tumor), maar toch... het is wel míjn borst. Het fysieke bewijs dat ik onmiskenbaar vrouw ben. Of in ieder geval iets waarvan ik vind dat het me vrouwelijk maakt. Vier maanden geleden dacht ik dat me niets ergers kon gebeuren dan het verliezen van mijn krullende blonde haar. Dat bleek niet waar te zijn. Ik ben nog altijd prachtig én een vrouw. Maar mijn borst...

Een week na de operatie is het het moment om in de spiegel te kijken. Ik wil een wasbeurt met stromend water in plaats van met een emmer. Daarom ga ik samen met mama naar de badkamer van de afdeling.

Ik schrik me wild van mijn litteken. Het lijkt wel alsof er een tennisbal uit mijn borstkas is weggehaald. Het ziet er werkelijk niet uit, mijn borst is half weggesneden en er zit een enorm gat. Ik voel me aangetast in mijn vrouwelijkheid. Van mijn borsten is sowieso weinig over, ik schat een kleine cup A. Ik kijk in de spiegel, en ik zie een kaal gezicht, daaronder uitstekende sleutelbenen, weer ietsje verder een euromunt-achtige vorm, mijn VAP die enorm uitsteekt, gekoppeld aan een infuus. Ietsje naar links een enorm gat, met hechtingen en een halve borst. Onder het grote gat zitten twee slangen, die onderhuids naar mijn longen lopen, om het vocht af te voeren. Weer iets naar onder zie ik mijn ribben. Ik kan ze met gemak tellen. Die zijn er tenminste nog en dat is te zien ook. Verder kijk ik niet, ik wil niet verder kijken. Ik draai mijn hoofd weg, zal ik me ooit weer vrouw gaan voelen in dit lijf? Zal ik ooit weer tegen mijn eigen spiegelbeeld kunnen zeggen dat ik blij ben met anderhalve tiet?

’s Nachts word ik regelmatig naar de anesthesieafdeling gereden, omdat de pijn bij het gaas dat mijn ribben moet vervangen niet te dragen is. Daar krijg ik pijnverdoving met een ruggenprik toegediend. De dagen na zulke nachten kom ik redelijk goed door. Mijn ouders zijn bij mij, maar ik praat niet veel. Elk woord dat ik zeg kost te veel energie. Het is stil in mijn hoofd en ik kan naast de pijn maar aan twee dingen denken: ik vrees mijn eerste nies (en hoop dat die nog lang wegblijft) én ik maak plannen om mijn schooljaar alsnog te halen. In de tijd dat ik lig, krijg ik opeens de geest. Ik wil niet blijven zitten. Niet alleen omdat ik dan met jongere mensen in de klas zou komen, maar vooral omdat een groep mensen in mijn huidige klas steeds contact is blijven houden. Ik werk het idee in mijn hoofd uit voordat ik het tegen mijn ouders durf te zeggen. Het lijkt me bijna onmogelijk, maar tegelijkertijd weet ik dat wanneer je een goed idee durft te hebben, iedereen wil meewerken om dat idee te realiseren. Dat is hoe het leven vaak werkt: durf een onrealistisch plan te hebben, de realiteit komt vanzelf en het plan zal werken.

'Ik wil graag mijn vwo nog halen dit jaar, afhankelijk van de uitslag van de operatie,' zeg ik op een van mijn betere avonden tegen mijn ouders. 'Als ik word bestraald kan ik eventueel 's middags mijn schoolwerk doen. Nu ik waarschijnlijk toch geen nieuwe chemokuur hoef te ondergaan, durf ik te hopen op betere tijden met meer energie.'

Mijn ouders zien het licht in mijn ogen en kunnen mijn plannen alleen maar ondersteunen. Een polimedewerker die zich bezighoudt met schoolwerk tijdens een ziekteperiode vertelt dat er veel mogelijkheden zijn. Afhankelijk van school en van mijn gezondheid kan ik zelfs studeren in het ziekenhuis.

Wanneer de pijn langzaam afneemt, wordt mijn plan concreter. En zonder dat ik het doorheb, is mijn laatste opname in Groningen voorbij. Een paar dagen later ga ik naar huis. De operatie is geslaagd, nabehandeling is niet nodig.

7

'I could be free more then, I could pretend more then. That this life could only show me good times. Once when I was little.'
James Morrison (Once when I was little)

Ik weet totaal niet meer hoe ik moet leven. De herinneringen aan de periode na mijn laatste ziekenhuisopname zijn vaag maar heftig. Sinds januari zijn mijn behandelingen voorbij en ik ben weer terug in het normale leven gegooid. Er is een diepe kloof tussen de persoon die ik was voordat ik kanker kreeg en de persoon die ik nu ben. Ik word geacht mee te doen met de normale dingen, maar ik pas er niet meer tussen. Ik weet niet meer hoe ik me een halfjaar geleden voelde, of hoe ik toen was. Ik was een kind, een meisje en ik verwachtte een leven zonder grote bergen. Het meisje van voordat ik kanker kreeg is een vreemde voor mij. Mijn ziekte heeft al mijn gedachten, waarden en normen opnieuw bepaald. Hoe keer je terug in het leven als een ander persoon? De wereld is hetzelfde, alleen ben ik nu een vreemde. Alles is hetzelfde, alleen ben ik niet langer de Laura die ik was. Ik ben niet langer de spontane, vijftienjarige, stralende Laura.

Een maand voordat ik ontdekte dat ik kanker had maakten Dorien en ik foto's in de bloemenvelden. Een week later had ik een afspraak bij dokter Ten Berge voor een onderzoek. De bloemenvelden rond onze woonplaats stonden vol in bloei. We gingen er op de fiets naartoe. Dorien maakt al van jongs af aan foto's. Ze had in die tijd net een spiegelreflexcamera bij elkaar gespaard. Ik had verschillende jurkjes meegenomen. Zij had een tas op haar rug met haar fototoestel en een thermoskan met thee. Het was een prachtige dag. Een dag die was zoals de bloemen die bloeiden: kleurrijk en stralend. Het zouden de laatste foto's zijn van toen ik onwetend was, nog niet wist dat ik zo ziek zou worden. Ik maakte een prachtig fotoboek van die foto's die Dorien mij had gestuurd, nadat bekend werd dat ik kanker had. Op een middag alleen thuis kijk ik het boek door. Onwetend, mooi, vrolijk. Lief, zacht, stralend, spontaan.

Ik was toen niet erg serieus, niet zoals nu tenminste, denk ik treurig. Ik ben meer gaan denken, maar ook meer gaan voelen. Ik begin te huilen. De tranen komen en ze lijken niet meer te stoppen. Ik denk nu na over het leven, de dood. Mijn leven en mijn dood. Op een van de foto's zie ik mezelf in de bloeiende bloemen springen. Het paarse jurkje dat ik draag, combineert mooi met de roze bloemen. Mijn krullende halflange haar danst in de lucht en het lijkt te zweven door de wind.

Toen was ik een meisje met dromen. Nu denk ik niet meer aan de verre toekomst. Simpelweg omdat ik niet meer verder durf te kijken. Totaal anders dan daarvoor, totaal anders dan verwacht. Ik ben niet meer dat meisje. Ik houd de foto dichter bij mijn gezicht. Ik kijk in de ogen van het meisje op de foto. Daarna loop ik naar de spiegel in de woonkamer en kijk. Ik zie dat ik een serieuze blik heb door alles wat ik heb gezien. Alles wat mijn ogen hebben waargenomen maakt dat ze nu een zekere matheid uitstralen. Uit mijn ogen valt af te lezen wat ik de afgelopen tijd heb meegemaakt.

Na een tijdje ga ik weer naar school. Ik plan mijn eigen rooster, zodat ik alleen de vakken volg waar ik les voor nodig heb. Op een maandagochtend zit ik in een klaslokaal voor het eerste lesuur: wiskunde. Omdat dit het eerste uur is na het weekend, nemen de meiden zoals gebruikelijk eerst de zaterdag en dan de zondag uitgebreid door. De gesprekken over zaterdagavond zijn vooral heel spannend, ze gaan over disco's en zoenen. Vervolgens worden de haarproblemen besproken, dat hun haar deze dag echt niet zit. De andere vriendin hoort dan te zeggen dat het allemaal wel meevalt. Zo gaat het spel altijd. Ik probeer met alle macht mee te doen aan deze gesprekken, maar denk aan mijn zaterdagavond. Na het eten lag ik om acht uur op bed. En over mijn haar wil ik het al helemaal niet hebben. Het is zo'n vier centimeter lang en ik ben er megatrots op.

Wanneer het de docent eindelijk lukt om onze aandacht te trekken, begint hij met een introductie op het nieuwe hoofdstuk.

'De komende periode behandelen we de exponentiële groei. Dit is een examenonderwerp.' In de klas ontstaat rumoer. Het is een onderdeel dat niet iedereen even goed ligt. Ik kijk glazig om me heen. De examens zijn pas over tweeënhalf jaar. Hoe kan ik me daar nu al druk om maken? Misschien ben ik dan al dood, weet ik veel. Ik kan me totaal niet meer druk maken over een toekomst die verder weg is dan een paar maanden. Eigenlijk kan ik me er wel druk om maken, maar sluit ik er mijn ogen voor.

Met gemengde gevoelens sla ik het boek open. Ik begin maar gewoon bij het begin. Zo is het altijd in het leven gegaan. Als ik de zesde van het vwo haal, heb ik in ieder geval profijt gehad van mijn inzet.

Die avond sus ik mezelf in slaap. Mijn wangen zijn nat van de huilbui die ik zojuist heb gehad. Ik schaam me voor mijn eigen gevoelens. Hoe kan ik me nu zo slecht voelen, zo zonder vaste grond onder mijn voeten, terwijl het juist beter met me hoort te gaan? Hoezo vraagt niemand meer aan mij hoe het gaat, stuurt niemand een kaartje nu ik het juist zo nodig heb? Waar komt het gevoel in mij vandaan dat ik niet meer durf te leven, bang ben om plannen te maken?

'Wie ben ik zonder toekomst?' Ik stel de vraag aan Daan tijdens een wandeling in het bos.

'Wat is het doel van het leven als je toekomst weg is en dus zo'n beetje elk doel waarvoor je ooit dacht te leven weg lijkt te vallen? Waarom zit ik op school, als ik niet weet of ik een diploma nodig heb voor de toekomst?'

We lopen een tijdje zwijgend verder. Dit gesprek hebben we vaker gevoerd, maar ik weet nog steeds het antwoord niet en het maakt me ongelukkig om zonder antwoord te moeten leven.

'De kunst is te leven in het nu, Lautje. Niemand weet wat er morgen komt. Je hoeft niet te zoeken naar de essentie van het nu, want dan loop je het voorbij.'

'Ja, dat weet ik, maar ik vóel het nog niet. Ik snap er niets meer van, ik weet niet meer hoe ik moet leven. Alle vanzelfsprekendheid is weg.'

Daan heeft een paar jaar geleden een ernstig auto-ongeluk gehad. Op de intensive care was zijn toestand kritiek. Hij overleefde het ongeluk, en er volgde een lange weg van revalidatie. Ook hij moest daarna zijn leven weer oppakken. Hoewel ik minder zeker ben van mijn toekomst, is het proces dat we door moeten of moesten maken vergelijkbaar. Daarnaast kunnen wij goed met elkaar filosoferen over dingen die we niet allebei hebben meegemaakt, omdat we elkaar gewoon altijd begrijpen.

'Laat het gaan. Probeer in het nu te leven. Probeer nu plezier te hebben, probeer de dagen te plukken, dat is het enige wat je kunt doen.'

Ik weet dat hij gelijk heeft, maar ik heb geen idee hoe ik dat negatieve gevoel in mezelf kan stoppen. Ik ben intens verdrietig om de totale verandering van mijn onschuldige leven in een allesbehalve onschuldig leven.

Ik wil antwoorden op mijn levensvragen. Over negentien dagen heb ik weer een scan. De dagen tel ik af in mijn hoofd.

'Hoe kan ik nu de komende tien jaar blijven leven met telkens een agenda van drie maanden? Het beheerst mijn leven.' Eens per drie maanden krijg ik een scan. Die controlemomenten zullen nog ongeveer tien jaar duren. Op sommige vragen zijn geen antwoorden, dat leert de tijd me.

We lopen zwijgend verder.

8

'Crossed lines I shouldn't have crossed. I was lost, oh yeah. Yeah, how long must you pay for it?'
Coldplay (In My Place)

'Positief denken is misschien niet altijd makkelijk, maar voor mij is het een medicijn in een bijzondere tijd. Wie positief is, krijgt positiviteit terug. Doordat jij er op een bepaald moment voor kiest om je te omringen met een positieve uitstraling, stimuleer je anderen hetzelfde te doen. Het gevolg is dat je je daardoor omringt met mensen die dezelfde positieve instelling hebben. Je zult zien dat de liefde en positiviteit groeien en dat diezelfde gevoelens ervoor zullen zorgen dat je wordt omringd door mensen die jou willen helpen om je dromen te verwezenlijken. Alles waar je je op focust, zal positief terugkomen. Het zijn simpele wetten. Door de positiviteit (die zich trouwens niet laat opleggen) die ik ervaar in mijn leven, kan ik alles aan en pak ik de kanker op en geef me over. Geef je over, vechten heeft geen zin.'

Mooie teksten in het dagboek dat ik bijhoud in de tijd van de chemo's, maar waarvan ik nu geen idee heb wat ik ermee moet. Hoezo simpele wetten, wat is er nu simpel aan mijn realiteit? Mijn eigen wijsheden slaan me om de oren. Ik weet helemaal niet meer hoe dat moet, positief denken.

Het onbestemde gevoel over mijn leven gaat niet weg. Ik ben me bewust van de noodzaak om te leven, maar juist omdat het een noodzaak is, wil het maar niet lukken. Ik geloof dat niemand merkt dat ik verdwaald ben op mijn eigen levenspad, omdat ik ondanks dit gevoel ook weet dat ik de dagen moet plukken. Ik heb mijn goede momenten, zeker. En ik pluk de dag, meer dan ooit, omdat ik weet dat het zo over kan zijn. Maar ondertussen voel ik geen fonkeling, geen geluk in mij. Ik ben niet ongelukkig en ik tel mijn zegeningen, elke dag. Ik weet alleen niet meer hoe ik spontaan kan leven, zonder na te denken over het belang van alles. Ik snap het niet, hoe kon ik vorig jaar zo simpelweg gelukkig zijn? Flashbacks. Ik beleef alles opnieuw, omdat ik niet anders kan dan terugdenken. Ik probeer met de grootste moeite in dit jaar te leven, maar alles wijst constant terug naar vorig jaar, naar toen, naar vóór.

Ik kan niet anders dan vol in dit gevoel duiken. De momenten waarop ik terugdenk, nadenk, probeer te leven, worden steeds langer. Ik denk na over de kanker, over de chemo, over het spugen, over de momenten van samenzijn, over de intenties van toen en over alles wat gebeurd is. Het voelt zwaar om alle herinneringen nogmaals te beleven. Waar de ziekte in het jaar van de chemo's mijn lichaam trof, raakt die nu mijn geest. Alle herinneringen komen terug. En ik word er nu pas emotioneel van. Ik snap niet hoe ik het ooit heb kunnen volhouden.

Ik ben in het weekend bij papa als ik terugdenk aan vorig jaar. Inmiddels heb ik een aantal scans gehad. Het nieuwe schooljaar is gestart en ik ben begonnen in 5 vwo.

'Een jaar geleden begon mijn eerste kuur,' zeg ik als ik naar bed ga. Papa blijft stil en zijn gezicht betrekt. Hij geeft me een nachtzoen.

'Lekker slapen, Lau. Tot morgen,' zegt papa.

Verdomme, ben ik de enige die in het verleden leeft?

De controlescans blijven goed. Hoewel de kans aanwezig blijft dat er uitzaaiingen komen, zijn de scans tot op heden kankervrij. Maar er komt meer naar boven. Een jaar na de eerste chemo vraag ik me regelmatig af of ik wel de goede keuzes heb gemaakt. Het gevoel overvalt me dat ik misschien niet de goede beslissingen heb genomen door bijna gedachteloos in deze behandeling te stappen. Waarom heb ik nooit gekeken naar andere medische behandelingen, een second opinion in een ander ziekenhuis? Waarom heb ik als voorstander van alternatieve geneeswijzen gekozen voor dit chemotroepje? Heb ik gekozen voor het veilige, iets wat de maatschappij onbewust van een kankerpatiënt vraagt? Is het niet zo dat de 'samenleving' vaak positief is over chemo, omdat het dan lijkt of in ieder geval alles geprobeerd is? Al die vragen komen bovendrijven.

Het enige wat me rust geeft, immens veel rust, is dat ik weet dat ik destijds volmondig 'ja' heb gezegd tegen de chemo. Ik had het volste vertrouwen in het medicijn. Die chemo's hebben mijn leven totaal veranderd. Mijn lichaam zal nooit meer hetzelfde zijn. Het lukt me om mezelf niet te veroordelen. Met de wetenschap van nu, het feit dat mijn tumor niet reageerde op de zware chemotherapie, was de chemo niet nodig geweest. Maar die wetenschap was er in augustus 2009 nog niet. Niemand wist of de chemo zou aanslaan. Ik accepteer mijn keuze en moet leren leven met de gevolgen.

Mama wiegt me op haar schoot als ik 's middags verdrietig thuiskom van school. De laatste tijd zitten we vaak zo. Ik op haar schoot gekruld, op zoek naar warmte, op zoek naar antwoorden. Ik zoek haar schoot altijd op als ik moet huilen. Ik vraag me op zulke momenten hardop af of ik geen professionele hulp moet zoeken, of het niet te veel is om in mijn eentje op te lossen. Mama wiegt haar benen heen en weer, van links naar rechts, zodat ik zachtjes meedein. 'Jouw tijd komt, Lau, jouw tijd komt. Heb vertrouwen in jezelf, het is niet erg, lieverd, dat je hier nu doorheen gaat.' Dan herhaalt ze vaak zachtjes: 'Het is niet erg, het komt goed.' Ze geeft me vertrouwen op dat soort momenten. Dat mijn gevoel er mag zijn: dat ik het leven niet meer leuk vind nu het zo leuk hoort te zijn. Dat ik niet begrijp waarom iedereen zo blij is nu ik lichamelijk enigszins opkrabbel. Tussen mijn huilbuien door vertel ik haar dat mijn mentrix naar me toekwam, vanochtend na de eerste les. Ik vertel mijn moeder dat ze zei dat iedereen nu een gesprek met de studiedecaan heeft over een vervolgstudie. Mijn mentrix heeft tegen de decaan gezegd dat ik gewoon even gezellig zal komen babbelen over van alles, behalve over mijn studie. Als ik mijn neus heb gesnoten, zeg ik: 'En mama, weet je wat nog het ergste is? Dat ik blij ben met het begrip, maar dat ik het begrip niet snap, omdat ik mezelf niet snap. Als ik denk aan mijn studie lijkt het net of dat zich af gaat spelen op een andere planeet, zo'n eind staat het van me af.'

9

'Gonna rise up. Burning black holes in dark memories.
Gonna rise up. Turning mistakes into gold.'
Eddie Vedder (Rise)

Zonder dat er iets bijzonders is voorgevallen pakte ik plots het leven weer op. En ergens tussen hoop en wanhoop heb ik mezelf weer gevonden. Ik heb mezelf herontdekt op het moment dat ik me overgaf. Zoeken naar jezelf heeft namelijk weinig zin, omdat je dan op zoek gaat naar iets buiten jezelf, maar je bent er al, niet eens verstopt. Gewoon hier, nu. Toen ik stopte met zoeken, vond ik mezelf weer terug. Toen ik dacht dat ik niet nog verder kon verdwalen in mijn eigen leven, zag ik het licht. En ik realiseerde me dat ik nooit echt de weg ben kwijtgeraakt. Ik zat altijd al op het goede spoor, omdat juist het verdwalen bij mijn pad hoorde. Langzaam komt het licht in mij weer naar boven. Langzaam klim ik uit het diepe dal van de afgelopen maanden.

In september ga ik voor het eerst naar het huis van Noah en Peter in Frankrijk. Ik ken hen sinds een jaar of zes, al van voordat ze emigreerden naar Zuid-Frankrijk. Noah is een energetisch coach en ik bezocht haar in de eerste klas van het vwo, toen de overstap van de basisschool naar de middelbare school te groot voor me was. Ze hielp me met het herkennen van mijn eigen kracht. We hebben een heel bijzondere en intieme band opgebouwd.

Je zou het ze niet geven, maar Noah en Peter zijn vijfenzestig. Ze runnen een drukbezochte *chambre d'hôte*. Toen de chemo's me ziek maakten, ontving ik regelmatig cadeautjes en andere post uit Frankrijk. Noah en Peter kwamen langs als ze in Nederland waren en nodigden mij en mama uit voor een heerlijke week bij hen in huis.

'Laat de zon je verwarmen, lieverd,' zegt Noah als mama en ik aankomen in Frankrijk. 's Avonds praat ik lang met Noah. Over hoe ik mij voel, hoe ik niet meer ongecompliceerd kan leven en bovenal hoe ik weer zin kan geven aan mijn leven. Haar levenswijsheid en gevoeligheid maken dat ze haarfijn aanvoelt wat er in mij omgaat.

'Het leven is niet altijd makkelijk, maar wel heel mooi. Je zult hiermee verder moeten. Het zal je kracht worden. Ik voel dat het je gaat lukken. Je kunt nog zoveel voor de wereld betekenen, je bent zo mooi.'

'Ik weet dat ik veel voor de wereld kan betekenen, maar ik zie niet meer hoe ik het kan doen. Ik zie mezelf over een aantal jaar niet leven. Het enige wat ik voel is dat dit mijn dood wordt. Ik probeer te leven met een toekomst, maar het lukt me niet.'

'Echt waar, lieverd, de wereld is mooier mét jou.'

Na de vakantie bel ik papa. 'Hoi pap, ik heb iets bizars bedacht,' zeg ik.

'Vertel.'

'Ik was op de Mont Ventoux, de berg die zoveel mensen beklimmen om geld in te zamelen voor kankerstichtingen en zo. Nu ben ik op de top geweest, weliswaar met de auto, maar het heeft me geïnspireerd.'

Nadat we een paar dagen waren geacclimatiseerd in Frankrijk, opperde Peter om de Mont Ventoux op te gaan. Hij vertelde dat het een geweldige berg is, die ik absoluut gezien moest hebben. De Mont Ventoux is al sinds ver terug in de geschiedenis een magische berg, die mensen kracht geeft. In de Middeleeuwen werd de Ventoux gezien als een verbinding tussen God en de aarde. Vooral het bovenste gedeelte van de berg is goddelijk, omdat bomen daar ontbreken en de top slechts bestaat uit witte stenen.

De dag dat mama en ik samen met Peter de Mont Ventoux op reden, had Noah ons nog een paar fleecevesten toegestopt, omdat we die nodig zouden hebben. Het klonk me vreemd in de oren om bij een zomerse temperatuur van dertig graden fleecevesten mee te nemen, maar eenmaal boven was ik Noah dankbaar voor haar goede zorgen. Het was mistig op de top en over een paar weken zou er alweer sneeuw liggen. Fietsers kwamen emotioneel boven. Naast een kapelletje, dat ook op de top te vinden is, brandden kaarsen. Ik liep naar de rand van de berg en keek het mistige dal in. De berg raakte me. En gaf me kracht. Ik kreeg zin én energie om die berg op te rijden met een fiets. Toch maakte het gebrek aan zuurstof ook dat ik blij was toen we weer het dal in reden. Misschien kan ik met mijn longinhoud die berg helemaal niet beklimmen, dacht ik terwijl ik meer lucht kreeg naarmate we daalden.

'Je gaat de Mont Ventoux beklimmen?' Papa's stem

klinkt alsof hij het nog niet eens zo'n raar idee vindt.

'Daar heb ik eerst aan gedacht, maar ik fiets liever vanaf de Mont Ventoux naar huis. Dat kan ik aan.'

Het blijft even stil aan de andere kant van de lijn.

'Ik weet dat het als een volstrekt onbenullig plan klinkt, maar ik wil het doen, pap. Het idee geeft me nu al meer energie dan ik de afgelopen maanden heb gevoeld. Fysiotherapie gaat niet goed en ik blijf moe. Ik heb een nieuwe uitdaging nodig, eentje waar ik mezelf helemaal in vast kan bijten.'

Ik wil niet alleen voor mezelf fietsen, maar ook zo veel mogelijk geld inzamelen en naamsbekendheid genereren voor de Make-A-Wish Foundation. De tour wordt een inzamelingsactie, waarvoor ik vele acties organiseer. Mijn band met Make-A-Wish Foundation begon in december 2009, net nadat ik mijn grote operatie had gehad. Ik lag op bed en had intens veel pijn. Op een dag stak mijn pedagogisch medewerker haar hoofd om het hoekje. Ik moest altijd lachen wanneer ik haar zag. Haar lange, gekrulde haar, haar enorme lengte en daardoor haar aparte manier van lopen. Ze had altijd iets ontspannends over zich, een aura van gemak, waardoor mijn wereld ook even gemakkelijker werd. En dus verscheen er ook nu een lach op mijn gezicht.

'Komt het uit als ik even kom babbelen?' vroeg ze. 'Babbelen' was ook zo'n woord dat ze altijd gebruikte, het hoorde bij datzelfde ontspannen aura. Niet praten, of gesprekken voeren, nee: babbelen was wat haar paste.

Nadat we over de afgelopen tijd hadden gepraat, begon ze over Make-A-Wish Foundation. 'Na al die shitdagen die je hier op bed hebt doorgebracht, dacht ik: hoe leuk zou het zijn als ik je opgeef voor een wensdag?'

Ik keek haar enigszins geschrokken aan, omdat ik dit kende van een programma dat altijd op de commerciële zender te zien was. Moest ik daar niet uitbehandeld voor zijn en betekende de vraag dat zij de uitslag van de operatie al had gezien?

'Daarvoor hoef je niet uitbehandeld te zijn, hoor,' zei ze, terwijl ze mij glimlachend aankeek. 'Gelukkig, ik schrok al,' zei ik, 'maar ja, dat zou wel echt geweldig zijn.' Ik lag glimlachend op mijn bed en de pijn werd door het idee alleen al enigszins verzacht.

Kort daarna kwam Jim langs. We zoenden elkaar en hij ging naast me op mijn bed liggen. Zo lagen we naast elkaar op mijn ziekenhuisbed, hoofden en lijven tegen elkaar. We namen de dagelijkse dingetjes door en hij vertelde over zijn werkdag. Ik vertelde over de pijn die iets minder werd, en over de wensdag.

'Lau, dat is gaaf!' zei hij. 'Zullen we dan naar Coldplay? Of – wat zou jij willen?'

Al sinds ik ziek was probeerden mijn broers en ik kaartjes te bemachtigen voor Coldplay. Ik verzon allerlei dingen die ik anders nooit zou hebben gedaan en misschien ook wel nooit zou hebben gewild. Het feit dat ik iets mocht wensen, maakte me een beetje hebberig.

'Zullen we naar Brazilië? Of naar Peru?' zei ik enthousiast wegdromend. Mijn hoofd was ver buiten het ziekenhuisbed waarin ik lag.

Uiteindelijk was er maar één ding dat ik werkelijk wilde en dat was eten bij De Librije, het driesterrenrestaurant van Jonnie en Thérèse Boer. Ik ontwikkelde rond mijn twaalfde een passie voor smaken, geuren, en de culturen die daarin te vinden zijn. Ik dacht altijd veel in ingrediënten en smaken, hoewel dat sinds de chemo's minder werd door alle smaakwisselingen en de misselijkheid waar ik maar niet van af leek te komen. Ik had weer zin in goed eten, dat ik lekker vond en waar ik mijn creativiteit in kwijt kon. En zo beleefde ik in april 2010 een onovertroffen dag, waarin alles tot in detail was geregeld. 's Ochtends werd ik opgehaald met een limousine en mocht ik, samen met één van de koks in de keuken een lunch voorbereiden die ik daarna met kleine hapjes, om zo veel mogelijk te proeven, opat. Na enorm veel voorgerechtjes, hoofdgerechten en een aantal nagerechten, was ik vervuld van creativiteit, gevuld met eten en zo blij met de dag die mij gegeven was. De herinneringen gaven mij de energie om de mindere dagen aan te kunnen.

Ik stort me volledig op 'Montour'. Dat is de naam die ik aan mijn fietstocht verbind. Een paar weken nadat ik in Zuid-Frankrijk bij Noah en Peter ben geweest, worden mijn plannen steeds concreter. Ik denk zelfs al na over de start, die ik plan op 21 maart. Op die manier plan ik de tour over een aantal scans heen, iets wat voor mij heel bijzonder is. Ik durf eindelijk verder te plannen dan drie maanden! 21 maart kies ik niet zomaar uit, het is de dag dat ik zeventien word. Het is het begin van mijn nieuwe levensjaar – een nieuw begin.

Dat mijn verjaardag op de 21e viel is voor mijn moeder nooit toeval geweest. Ze vertelt me graag over die dag – met gevoel voor detail, en de ene keer nog mooier dan de andere, zoals dat gaat met verhalen uit het verleden. Hoe ze 's ochtends wakker werd met een ronde buik met daarin een volgroeide baby en op de kalender keek. 21 maart, de eerste dag van de lente. Voor mijn ouders was ik een nieuw begin, geboren uit liefde. Misschien tegen beter weten in, een jaar later zouden ze scheiden. Toen mama op de kalender keek, wenste ze dat haar vierde kind op die dag geboren zou worden, omdat ze het zo mooi voor me zou vinden om op de eerste lentedag jarig te zijn. 's Ochtends kwam de kraamhulp nog langs en ook tegen haar zei mama dat ze dit zo'n bijzondere dag zou vinden voor de geboorte van haar kind. Er gebeurde in eerste instantie niets, mijn ouders gingen aan het werk in het bedrijf dat ze toen nog hadden. Uiteindelijk kwam ik, om zeven uur 's avonds, ter wereld. Dat ik ook nog eens een meisje was, was helemaal speciaal. Een meisje, na drie prachtige jongens. Mijn ouders noemden mij Laura Petra. Laura, omdat ze het een mooie naam vonden. Petra met de bijbelse verwijzing naar Petrus. Laura Petra, de rots waar ik op bouw.

Het verhaal over mijn geboorte hoor ik sinds ik het me kan herinneren ieder jaar op mijn verjaardag. Mijn moeder vertelt ook graag over de impact die ik had op ons gezin, over de nieuwe glans die ik gaf aan het leven van papa, mama, Daan, Jim en Joep. Onbewust, zoals alleen een stralende baby dat maar kan. Ik heb nu zelf behoefte aan een soort wedergeboorte. Ik voel dat ik op 21 maart de periode waar ik nu in zit, met allerlei vragen over het leven en mijn toekomst, zal loslaten. Ik kan niet doorgaan met het leven van alledag. Ik kan niet langer naar school gaan en doen alsof er niets is gebeurd. Ik kan niet langer leven met de zin en onzin van het leven. Ik kan het niet, zonder terug te gaan naar mijn kanker. Mijn wedergeboorte begint op 21 maart.

Wat er al gebeurt vóór 21 maart, tijdens de voorbereidingen van mijn tour, is een grootse realisatie: de kanker wordt mijn kracht. Ik kan niet meer denken zonder haar, dus wil ik dat ook niet proberen. Terwijl mijn mentale kracht toeneemt en ik beter in mijn vel kom te zitten, gaat ook mijn fysieke kracht met sprongen vooruit. Ik voel mijn spieren groeien en mijn vermogens toenemen. Ik schaf met hulp van sponsoren een ligfiets aan. Na de verwijdering van de tumor en mijn ribben heb ik nog altijd pijn in mijn schouder en ik kan niet meer einden fietsen op een gewone fiets. Ik sport nu elke dag: of ik fiets buiten op mijn ligfiets, of ik ben in de sportschool. De route die ik ga fietsen wordt bekend. Vanaf de Mont Ventoux rijd ik langs Lyon, Dijon, naar het noorden, de Belgische Ardennen in. Van daaruit zal ik de snelste weg naar het noorden fietsen, recht door het Nederlandse landschap, op naar huis. Ik verdiep me in de kaart van Frankrijk, en bestudeer 's avonds de route uitentreuren. Ik heb het gevoel dat ik de hele wereld aankan.

10

'Now baby, pack your leaving trunk. You know we've got to leave today. Just exactly where we're going I cannot say. But we might even leave the U.S.A. 'Cause there's a brand new game that I wanna play.'

Canned Heat (Going Up The Country)

Na alle voorbereidingen, alle lezingen, alle acties en alle trainingen ben ik klaar voor mijn wedergeboorte. Op 21 maart rijden Daan, ik en mama na mijn verjaardagsontbijt naar Zuid-Frankrijk. Daar zullen we een week bij Noah en Peter slapen in hun chambre d'hôte aan de voet van de Mont Ventoux. Als we na tien uur in de auto midden in Frankrijk zijn, lijken de glooiingen in het Franse landschap mij hoger dan ik mij had voorgesteld. Ook de lengte van de autorit is langer dan ik had ingeschat. We zitten al een tijd op dezelfde autosnelweg en we rijden hard. De laatste keer dat ik in de auto zat op precies dezelfde snelweg, had ik mijn idee nog maar ruw geschetst en nog niet gedeeld met iemand. Op de weg naar huis is me toen niet opgevallen dat er zo veel bergen zijn en zo weinig fietspaden. Ik kon destijds alleen maar voelen hoe enthousiast ik was. Met elke kilometer raakte ik er meer van overtuigd dat de lengte van de tocht mij niet kon deren. Dat niets mij meer kon deren.

'Ik had niet gedacht dat het hier zo heuvelachtig zou zijn,' zeg ik.

'De fietsroutes zijn vast net als de autowegen, namelijk recht. De wegen leggen ze vast om de heuvels heen,' zegt mama. Het is maar goed dat we dan nog niet weten dat de fietsroutes juist recht over alle bergpassen heen gaan.

Elke week komt er een team uit Nederland over om de voorgangers af te lossen. Zo fiets ik de gehele tocht: met telkens een nieuw team, zes in totaal. Van tevoren meldden vriendinnen zich bij mij aan, net als ooms en tantes, en Daan, Jim en Joep natuurlijk. Allemaal fietsen ze mee. Mijn ouders nemen allebei drie weken voor hun rekening, mama de eerste drie, papa de laatste. Zij besturen de camper, die we betalen met sponsorgeld. Die rijdt mee om spullen te vervoeren en eten in te koken, en bovenal voor het gemak van een mobiele slaapplek.

De eerste week fiets ik samen met mijn oom, een neef en Joep. Het is op de top van de Mont Ventoux nog winter, dus ik start de tocht aan de voet van de Ventoux bij Malaucène. Het team en ik beginnen met fietsen en we voelen de euforie tijdens onze eerste krachtsinspanningen. De eerste kilometers fietsen we tweemaal, omdat Daan dit vastlegt met een camera en ik die beelden op mijn blog kan publiceren. Ik leef! We fietsen verder en laten de Mont Ventoux achter ons. Na alle voorbereidingen kan ik amper geloven dat ik nu in Zuid-Frankrijk op mijn fiets zit. Ik voel me gespannen: Nederland is een heel eind fietsen.

In de camper zitten mijn tante, mama en Daan. Waar mama mij in de auto op de heenweg nog gerust kon stellen dat de fietswegen vast niet zo steil waren, kunnen de daadwerkelijke omstandigheden dat niet. Het Zuid-Franse landschap is bergachtig, dus we passeren grote bergketens. Tijdens het klimmen heb ik snelle muziek van Coldplay in mijn hoofd. Door, door, door, prent ik mezelf in op het ritme van de muziek. Elke nieuwe dag branden mijn benen nog van de dag daarvoor. Hoewel ik veel sportte om de tour goed voor te bereiden, valt de ligfiets mij tegen qua gewichtsverdeling, de bergen overwinnen we vooral op mentale kracht, want het ontbreekt mij aan spierkracht voor dit soort klimpartijen. Het is Joep die mij de eerste week op de been houdt. Opgeven zit niet in mijn vocabulaire, maar de bergen zijn zwaar. Wanneer hij zegt dat het goed gaat komen, dat we de dag weer overwinnen, dat we vanavond met een biertje bij de barbecue zitten, weet ik dat hij gelijk heeft. Deze keer wel. Hij is weer de broer die mijn problemen kan minimaliseren totdat ze zijn verdwenen. Op een berg waar maar geen einde aan lijkt te komen, richt ik mij op een bocht, omdat ik denk dat achter die bocht het hoogtepunt van de berg ligt. De bocht komt steeds dichterbij.

'We zijn er bijna, nog eventjes, Lau,' zegt Joep. Hij komt met zijn onuitputtelijke soldatenkracht naast mij fietsen. Hij zet zijn hand op mijn schouder en begint mij te duwen, terwijl we langzaam doorklimmen. Puffend hoor ik hem tegen zijn eigen spieren grommen dat ze door moeten gaan. Tot we de bocht bereiken en kort daarna het hoogtepunt.

'Ik zei toch, Sie, dat het goed ging komen,' grijnst Joep naar mij. Ik hap naar adem en grijns terug. Met elkaar puffen we uit boven op de berg; mijn oom en neef hebben de top inmiddels ook bereikt. De berg op is pittig, maar het is het waard, omdat de afdaling daarna prachtig is, vol met gejoel van mijn fietsteam dat zich ontspant. Ik voel de wind in mijn haren en de wind in mijn leven. Deze keer duurt de afdaling relatief kort en binnen een halfuur klimmen we weer omhoog. Jan, mijn oom, komt naast me fietsen. Hij buigt naar me toe en ziet dat mijn versnelling op drie staat afgesteld.

'Lau, dit doe je niet in de derde versnelling! Hup, draai naar de eerste,' zegt hij.

'Straks komt er nog een hogere berg,' zeg ik.

'Ja, en dan?'

Ik denk even na. 'Dan heb ik nog een versnelling over, voor als de berg hoger en zwaarder blijkt te zijn.'

'Je versnellingen zijn geen hulplijn, die je maar een paar keer mag inzetten. Je hebt ze nu nodig.'

Jan begint te lachen, terwijl we langzaam omhoogklimmen.

'Zo werkt het leven toch niet? Je kunt te allen tijde hulp vragen, omdat je nooit weet of het zwaarder gaat worden of niet.'

Ik snap wat hij bedoelt. Ik schakel naar de eerste versnelling en het helpt: ik trap met meer gemak de berg op.

Als de eerste fietsweek erop zit en we bij Lyon zijn aangekomen, komt Joep terug van het boodschappen doen met een cadeautje. Het nieuwe fietsteam is net gearriveerd en de eerste groep vertrekt over één nacht.

'Sie, ik heb champagne meegenomen. Dit is een champagnemomentje, je hebt je eerste fietsweek overleefd!' Joep haalt glimlachend de fles tevoorschijn. Voor de blauwe vlag van Make-A-Wish, die we op elke camping ophangen als herkenningsteken én windscherm, schud ik de fles. Als een Grand Prix-winnaar laat ik de kurk knallen, de champagne spuit rond.

Elke kilometer verder naar het noorden maakt dat ik meer tot leven kom. Samen met mijn meefietsers ben ik op weg met één doel, noordwaarts, om over een paar weken mijn woonplaats in te rijden. Elk nieuw stukje Frans landschap geeft nieuwe inzichten.

We hebben een vast ritme, om zeven uur 's ochtends gaat de wekker. Daarna ontbijten we en nemen we de route nog eens door. Rond acht uur stappen we op de fiets. De eerste vijf kilometer zeg ik nooit zoveel. Ik voel de kilometers van de dag ervoor nog in mijn benen. We fietsen tot de eerste stop die rond elf uur zal plaatsvinden. We ontmoeten elkaar ergens in een klein Frans dorpje. Daar wachten de teamleden die niet fietsen ons op in een restaurantje, waar we even pauzeren. We fietsen door, terwijl de rest van het team een camping gaat zoeken. Ondertussen maken we foto's van het Franse landschap. Als we de camping meteen kunnen vinden zijn we er rond vier uur. Na het avondeten bekijken we de route van de volgende dag en rond half negen 's avonds gaan we lekker naar onze eigen tent of camper om te slapen, te lezen of in ieder geval bij te komen van de fietsdag. Elke dag kent dezelfde ijzeren discipline, maar het is een prettige regelmaat.

Wanneer ik door de heuvels van Frankrijk rijd, voel ik mij intens gelukkig. Vervuld met kracht, omdat ik zo'n anderhalf jaar geleden nog niet zelfstandig naar de bank in de woonkamer kon lopen, terwijl mijn benen mij nu toch maar mooi die berg op rijden. Mijn team en ik moeten soms improviseren en zuinig zijn met water op een kampeerplek zonder stroom en water. Maar ik voel me dichter bij de natuur en de elementen dan ooit tevoren.

De lentenachten zijn koud. We ontwaken met ijssterren op de voorruit van de camper en met een wit ijslaagje over het stoeltje van mijn ligfiets. De ochtenden zijn fris en we ontbijten met een dekentje over onze benen, waarna we snel op de fiets stappen om warm te worden.

Als de tijd verstrijkt en de kilometers oplopen, krijg ik weer heel veel zin in het leven. Dat wil niet zeggen dat ik niet meer dood kan gaan, of dat ik mijn lichaam nu vertrouw. Mijn benen worden weer sterk, steeds sterker, maar ze voelen nog vaak alsof ze van een vreemde zijn. De tour kan bepaalde gevoelens niet reduceren; daar zijn ze te diep voor. Het betekent dat ik het nu, in het nu, gewoon veel fijner heb. Ik leef niet meer altijd met de kanker in mijn hoofd. Ik kan nu gewoon lol hebben. Ik weet niet precies of dit aan het verstrijken van de tijd ligt. Ik weet niet zeker of tijd alle wonden heelt, want je wonden helen niet uitsluitend onder invloed van de tijd. Op een gegeven moment realiseer je je waar je gelukkig van wordt. Waar het om gaat in het leven: om je licht zo veel mogelijk te laten schijnen. Ik laat mijn licht weer schijnen. De littekens verdwijnen niet, niet met de tijd, niet met de kilometers. Ze verdwijnen niet, maar de wonden helen wel.

Na een geweldige finish, veertig dagen fietsen en vijftienhonderd kilometer verder, ben ik weer thuis. Een journalist komt langs voor een interview in de krant. ‘Val je in een gat, nu je weer thuis bent?’ is een van zijn eerste vragen. Ik denk even na en probeer de juiste woorden te vinden. ‘Ik ben allesbehalve in een gat gevallen. Ik kan niet anders dan níet in een gat vallen. De tour heeft me veel gegeven.’ De kracht die al die tijd al in mij lag, heeft zich na de tour geopenbaard. Ik heb de kracht die er al jaren was nu opnieuw aangeboord, en ik voel dat ze onuitputtelijk is.

Deel twee

∞

1

'Zeg bedankt tegen het leven, voor de liefde en het licht.'
Marco Borsato (Droom, Durf, Doe en Deel)

Op 14 juni 2012 beleef ik de dag waarvan ik een tijdlang niet had gedacht dat ik die zou mogen meemaken. 's Middags lees ik op de website van mijn middelbare school het goede nieuws: ik ben geslaagd voor mijn vwo-examen. Hoewel dat eigenlijk geen verrassing is omdat mijn cijfers altijd goed waren, is vooral de ontlading van de spanningen van de afgelopen jaren groot. Ik begin te lachen wanneer ik de site afsluit. Mama komt naast mij staan.

'Geslaagd, geslaagd. Ik ben gewoon geslaagd!' jubel ik vrolijk. Ik ren naar boven en haal de vlag van zolder. Wanneer de vlag eenmaal buiten hangt en ik uitzinnig van vreugde samen met mama foto's heb gemaakt voor de vlag, vallen we elkaar in de armen. We huilen. Ik denk terug aan de afgelopen jaren. Niet meer gedacht dat ik examen zou doen, laat staan dat ik de vlag uit mocht hangen. Alsof er iets gebeurt in je leven waarvan je dacht dat het niet zou komen. Sterker nog, waarvan je zeker wist dat het te laat zou zijn. De bovenbouwperiode, mijn middelbareschooltijd, en bovenal mijn ziekte kan ik hiermee afsluiten.

Een paar maanden daarvoor liet Jim een tatoeage op zijn arm zetten en ik was met hem meegegaan naar de tattooshop. Hij liet een Arabisch teken zetten: *Insjallah*, als God het wil. Hij leerde dat *Insjallah* een belangrijke uitspraak was toen hij in Afghanistan met tolken de binnenlanden introk. Hij leerde ook dat inshallah belangrijk was door alles wat er in zijn leven gebeurde. *Insjallah*. Voor mijn cultuurbeeld was ik kort daarvoor de Koran gaan lezen. In onze westerse samenleving, waarin de Islam vaak verkeerd wordt begrepen, wilde ik me daar zelf graag een mening over kunnen vormen. Ik vind het mooi om te lezen dat in de Koran en in de Bijbel dezelfde profeten voorkomen. Hoewel ik vlak na mijn geboorte ben gedoopt in een christelijke kerk, geloof ik in één universele God, die verschillende namen heeft gekregen. Uiteindelijk gaat het om liefde, dat wat ieder mens in zich heeft en dat wat de wereld goddelijker maakt. Voor mij voelt het of iedereen een naam geeft aan zijn of haar god, iets waar hij of zij zich het beste bij voelt. Daar waar je door wordt geïnspireerd, daar waar je door wordt geleid.

Toen ik met Jim meeging naar de shop, speelde ik al met de gedachte om een tattoo te laten zetten op de dag dat ik geslaagd zou zijn voor mijn vwo-examen. *Insjallah* zou ook bij me passen, maar het gevoel van oneindigheid, ∞, past nog beter. Dat gevoel heeft mij de afgelopen periode geholpen te blijven leven. De oneindigheid van het leven, van mijn geloof in de hemel na dit leven.

‘Ik weet al wat ik wil,’ zeg ik terwijl ik Jim aankijk, ‘het oneindigheidsteken. Gewoon een heel kleintje, hier.’ Ik druk op de onderkant van mijn pols. Links is de kant van het gevoel en bovendien kan ik een horloge om mijn linkerpols doen om mijn tattoo te bedekken bij een belangrijke sollicitatie of iets dergelijks.

Op 14 juni laat ik een kleine tattoo op mijn linkerpols zetten. Het oneindigheidsteken, als een blijvende herinnering aan die oneindigheid. Ik wil me altijd herinneren wat de afgelopen jaren met mij hebben gedaan: ze hebben vertrouwen, kracht en levenslust opgewekt. Het teken zal mij bovendien herinneren aan het feit dat er na donkere periodes altijd lichtere tijden komen. Daarnaast zie ik oneindigheid als een ode aan het leven: de dood bestaat voor mij niet in de gangbare betekenis van het woord. Eindigheid is een menselijke illusie, wij denken sterfelijk te zijn, maar wij zijn onsterfelijk. Ik en het leven zijn één. Ik kan het leven niet verliezen, omdat ik onderdeel ben van het leven. Ik kan wel mijn lichaam achterlaten, op een zeker moment, maar het leven zal altijd doorgaan. Niet in een kloppend hart, maar in een ziel. We staan niet los van het leven, net zomin als we erin zitten. Het is onderdeel van ons, maar toch laten wij dat onderdeel los als we weggaan hier op aarde. Mijn kloppend hart is van nu, maar ikzelf ben van nu en altijd. Het leven is niet te verliezen, enkel los te laten.

De machine gaat aan. De naald wordt op mijn huid gezet en begint inkt in mijn huid te spuiten. Elke naald die inkt afgeeft, maakt dat er langzaamaan een 8-figuur ontstaat. Op mijn linkerpols wordt de oneindigheid gebrandmerkt. Drie jaar geleden is dit symbool al in mijn wezen gegraveerd.

2

'One hand in the air for the big city. Street lights, big dreams, all looking pretty. No place in the world that can compare. Put your lighters in the air.'
Alicia Keys (Empire state of mind)

Medisch gezien gaat het goed. De controlescans die ik nu eens in de vier maanden heb, zijn vrij van de kanker. Het is tijd voor het maken van studieplannen en lang nadenken over mijn studiekeuze doe ik niet. Het zou mooi zijn wanneer ik zou kunnen zeggen dat ik kunstgeschiedenis koos vanuit een diepgewortelde passie voor de kunst. Maar dat is niet het geval. Voor hetzelfde geld had ik wiskunde gekozen, of sociologie. Ik kan pas iets werkelijk leuk vinden als ik ergens alles van afweet, en wat dat dan is maakt weinig uit.

Ondanks mijn interesse in vele vakgebieden, past de studie me goed. De mens maakt al vanaf het eerste bestaan kunst, om uiting te geven aan gevoelens van het bovennatuurlijke, van menselijke relaties, of van het leven zelf. Het boeit me heel erg hoe men daar in de loop van de tijd andere vormen aan weet te geven. De keuze voor kunstgeschiedenis is een opstapeling van motivaties. Een baangarantie speelt bij mijn keuze geen rol, omdat ik niet weet hoelang ik te leven heb. Daarnaast is het een kleine studie en ik houd van kleine groepen, omdat ik niet houd van een anoniem leven als nummertje op de universiteit.

Ik wil het liefst in het buitenland studeren, en Engeland lijkt me een mooi begin voor de rest van mijn nieuwe leven. Ik durf weer vooruit te kijken en ben het stilzitten van de afgelopen jaren zat. Het landschap dat ik achter mij laat liggen is gekleurd door mijn ziekte en ik wil buiten de grenzen van de stad en buiten de grenzen van Nederland kijken, waar mijn wegen immers al voor mij lijken uitgestippeld. Ik droom over een leven in het buitenland, waar ik weer de verwondering van een kind kan ervaren, de verwondering die ik nu vaak mis. De universiteiten in Engeland vragen motivatiebrieven en cijferlijsten. Op avonden dat ik mijn studieplannen aan het doornemen en de financiën aan het regelen ben, zie ik mezelf het komend studiejaar avond aan avond studeren. Ik zie mezelf al werken in een Engels kroegje. Ik zie mezelf al lopen door de straten en mij het nieuwe land eigen maken. Ik zie mezelf stralen in deze nieuwe cultuur, die de mijne wordt. In het eerste jaar zal ik dan een *goodlooking* Engelse jongeman tegenkomen, een soulmate. Het leven zal haar mooie kant laten zien. Ik wil een leven dat niet lijkt op mijn oude leven, waarin ik bang ben voor de toekomst. Ik wil een leven waarin ik geen idee heb of ik wel of geen toekomst heb, maar waar ik in ieder geval geniet van het moment en dingen doe die ik normaal nooit zou doen. Ik wil volledig anders leven en toch mezelf meenemen. Ik kan bouwen op mezelf: ik kan alles. Ik ben jong en ik wil voelen dat de wereld aan mijn voeten ligt, zo groot als ze is.

Wanneer ik na een selectieperiode op drie verschillende universiteiten word aangenomen, lijkt de weg vrij te liggen om werkelijk te gaan.

Uiteindelijk zet de hoogte van het collegegeld in Engeland een streep door de rekening: ik krijg de financiën niet rond. Ik zet mijn zinnen op Amsterdam, de stad die mij nog het meest aan het buitenland doet denken. Het is een stad waar ik herinneringen heb uit mijn vroege jeugd, toen mama mij meenam naar de Wallen, omdat ik benieuwd was naar deze van televisie bekende wijk. Of van de keer dat ik er Koninginnedag vierde met Dorien. Tegelijkertijd liggen er nog te weinig herinneringen om mij al een bekende in de stad te voelen en dat is precies waar ik naar op zoek ben, dat maakt dat ik mijn eigen geschiedenis kan schrijven in mijn toekomstige stad.

Achteraf bezien kan ik alleen maar dankbaar zijn dat het collegegeld zo immens hoog was in Engeland. Het is een zegen dat ik nooit naar een plek zo ver van huis ben gegaan. Ik heb nu mijn eigen plek in een stad die de mijne is en ben op een plaats dicht bij mijn dierbaren.

Ik vind wonderbaarlijk snel een kamer in Amsterdam en zodra de universiteit begint, begint ook mijn leven als student. Amsterdam laat zich aan mij zien in al haar schoonheid en ook de universiteit is een plaats waar ik graag kom. De eerste maanden voel ik me naakt, onbeschermd in een stad waarin ik nog geen identiteit heb opgebouwd.

Het voelt vooral naakt om mezelf te zijn zonder ziek te zijn. Ik realiseer me dat de kanker me ook rijk heeft gemaakt, en mij doet beseffen dat elk aspect van het leven zo de moeite waard is. Tijdens colleges over middeleeuwse kerken, plattegronden en de Renaissance denk ik aan de tijd die is geweest. Zijn dit de waarden van mijn leven? Is mijn leven wel ingesteld op een universitaire denkwijze, waar weinig plaats is voor gevoel en intuïtie? Is dit de plek waar ik leer over liefde en geluk, over het leven in al haar facetten? Het antwoord weet ik nog steeds niet. De lessen over geluk die ik heb geleerd in mijn eerdere leven, kan ik meenemen de nieuwe dagen in, omdat ik niet anders kan. Hoe graag ik het ook wil afsluiten, hoe graag ik ook wil leven zonder kanker, zonder de dood die ik in de ogen heb gekeken, zonder de ziekenhuisbeelden op mijn netvlies – het gaat niet, omdat de ziekte mij ook veel heeft gegeven. Het verleden blijkt meer dan ooit niet af te sluiten. En dat is niet erg. Ik neem het mee.

De muur die tussen mijn academische leven en het leven van toen staat is hoog, maar soms ook beangstigend laag. Op mijn eerste dag in mijn studentenkamer kom ik erachter dat ik tegenover het Antoni van Leeuwenhoek-ziekenhuis woon. Vanuit mijn slaapkamer kan ik bij wijze van spreken de doktoren zien lopen. Als ik de tram inga op weg naar de stad, stappen regelmatig vrouwen met bandana's om hun hoofd geknoopt uit, op weg naar een nieuwe chemo. En de Vrije Universiteit staat naast het VU-ziekenhuis, dat weer naast het VUmc Cancer Centre staat.

In het huis huur ik een kamer van elf vierkante meter, een ruimte die weinig plek biedt om te gaan en staan waar je wilt – letterlijk, met twee stappen ben ik van de ene naar de andere kant – maar dit studentenleven geeft me innerlijke vrijheid. Het pand is een oud ziekenhuis – weer die bizarre samenloop van omstandigheden – en de praktische indeling is op sommige plekken nog te herkennen. Voor de rest is er weinig over van de eens zo steriele kamers: nu komt de bierlucht je tegemoet en liggen de plukken stof op de grond. Het pand is pas kort in gebruik als studentenhuis, maar de sporen van gebruik zijn er nu al zichtbaar. De muren zijn in allerlei kleuren geverfd en er hangen overal filmposters. De keuken is groot, en als gevolg hiervan is er veel ruimte voor vieze afwas en andere troep. Deze plek is een goede start voor een student, maar ze zal nooit mijn thuis worden. Mijn kamer vormt een schril contrast met de rest van het huis: bij binnenkomst stralen de witte muren je tegemoet. Ik heb gezellige kussens op mijn bed gelegd en er ligt een witte laminaatvloer. Overdag studeer ik aan mijn bureau voor het raam en 's avonds steek ik kaarsen aan, terwijl ik nog wat studeer op mijn bed. Voor een gevoel van thuis is er te weinig comfort. Daarnaast heb ik weinig op met het studentenleven waarvan studenten – of hun omgeving – denken dat het het studentenleven is. Ik hoef geen avonden bier te drinken, te chillen in de keuken, dagenlang series te kijken en zo af en toe te studeren. Ik weet niet of ik door mijn ziekte zo weinig heb met een in mijn ogen makkelijke manier van omgaan met het leven, of dat het altijd al in mij heeft gezeten. In plaats van uitgaan en brakke dagen, studeer ik veel en geniet van het Amsterdamse leven.

Met Roos, een vriendin die ik in mijn eerste maanden leer kennen, klikt het heel erg. Roos huurt een kamer in hetzelfde huis en heeft eenzelfde soort instelling als ik: serieus, hard werken en genieten van de gezelligheid van elkaars gezelschap. We koken en eten regelmatig samen, of drinken thee wanneer we 's middags even klaar zijn met de studieboeken.

We zitten op een winterse dag op Roos' kamer (zij heeft

een grotere kamer, waar plaats is voor een bank en een tafel, naast haar bed) en praten over het televisieprogramma Over mijn lijk.

'Het is zo bijzonder hoe deze mensen op zo'n jonge leeftijd dealen met hun ziekte,' zegt Roos.

'Ja, dat vind ik ook heel inspirerend.' Ik kijk sinds drie jaar naar deze serie, op zoek naar herkenning, naar wat ik zelf meemaak. Ik raak elk seizoen gehecht aan de jongeren die in de serie worden geportretteerd en wanneer er een overlijdt, rouw ik op afstand mee. Ik ben op zoek naar een glimp van mezelf op de televisie. Het is ontroerend, maar vooral rustgevend om te zien dat er meer mensen zijn zoals ik.

Ik wacht even voordat ik verder spreek. Ik heb haar nog niet verteld dat ik ziek ben geweest. Ik dacht dat ik mijn nieuwe vrienden in de nieuwe stad niet ging vertellen over mijn verleden, maar besef opeens dat ik nooit dit gesprek zou kunnen voeren zonder datzelfde verleden.

'Ik heb kanker gehad toen ik vijftien was,' zeg ik. Ik laat haar een foto zien op mijn laptop van toen ik kaal was. Roos is even stil.

'Ik heb me al afgevraagd waarom je zo volwassen kunt overkomen.' Roos is vierentwintig. 'Bovendien vind ik je de meest positieve persoon die ik ken.'

'Dit overkwam mij, maar het gaat er denk ik om wat je met zulke periodes doet. Uiteindelijk ben ik er, door alle hoge bergen en diepe dalen, mooier en sterker uitgekomen,' zeg ik. Roos is nu de eerste in Amsterdam die weet dat ik ziek ben geweest.

Een paar weken later kom ik de keuken binnen om te koken. Een huisgenoot is ook bezig; hij maakt pasta.

'Wat is dat voor een litteken?' Hij wijst naar het litteken van mijn VAP, dat wanneer ik in de zon heb gezeten vaak roze kleurt. Ik slik. Ik voel me ongemakkelijk door de directheid van zijn vraag.

'Ik ben daar geopereerd,' zeg ik. 'Hoe gaat het verder?'

'Oké, wat dan? Wat had je dan?'

Ik denk even na wat ik hiervan kan maken en heb eigenlijk zin om net zo direct te zijn als hij. Om keihard in zijn gezicht 'kanker' te zeggen. Maar daar ben ik te lief voor en daarvoor is het te groots. Ik besluit het anders te doen en vertel hem rustig waarom ik dat litteken daar heb.

Toen ik op kamers ging in Amsterdam dacht ik dat ik een volledig nieuw leven zou beginnen. Een nieuwe stad, een nieuwe studie, nieuwe vrienden, een nieuw thuis. Ik verwarde het nieuwe begin met een begin zonder verleden. In het stadje waar ik vandaan kom, voelde ik me niet langer thuis. En ik ben dan ook wel echt toe aan een nieuwe stap, maar ik neem mezelf altijd mee. Toch verdwijnt het ziek-zijn door de nieuwe stad en de nieuwe omgeving steeds iets verder naar de achtergrond. Ik ben weer langzaam degene die ik ben, namelijk mezelf, zonder dat daar meteen mijn ziekte aan hangt.

Ik stort me op mijn studie. Ik ontdek dat mensen al vanaf het begin van de beschaving bezig zijn met het vinden van en uiting geven aan hun goddelijkheid. Ik leer heel veel over allerlei verschillende kunststromingen. Mensen maken niet 'zomaar' kunst, maar proberen op die manier een uiting te geven aan het leven, aan hun visies op God, of hun gedachten over de maatschappij. En ik kan door mijn studie in verbinding komen met de schoonheid van de vroegere wereld, waardoor ik ook de schoonheid van de wereld nu zie. Alles is kunst, omdat mensen kunst zijn. De studie blijkt minder een toevallige keuze dan ik had gedacht, omdat naast het vele leren en de wetenschappelijke insteek vooral ook gevoel en esthetiek heel belangrijk zijn.

Het eerste tentamen dat ik maak valt ontzettend tegen, omdat het heel makkelijk is. Ik had de weken daarvoor zoveel gestudeerd dat ik mezelf geen rust meer had gegund. Ruim binnen de gestelde tijd ben ik klaar met het tentamen. Ik loop de zaal uit met een gevoel dat iemand me voor de gek heeft gehouden. Uren, dagen heb ik mezelf verstopt in mijn studieboeken. Om vervolgens een makkelijk tentamen te maken.

Hoewel de studiepunten als vanzelf binnenkomen, ben ik teleurgesteld, omdat ik had gehoopt dat ik echt uitgedaagd zou worden. Maar dit opent ook mijn ogen, omdat ik de afgelopen weken mijn creativiteit helemaal niet meer kon voelen.

Wanneer Roos in december een link doorstuurt van een site, komt dat dan ook als geroepen. 'Er is een schrijfcursus in Amsterdam. Lijkt het je leuk om mee te gaan?'

In januari schrijven Roos en ik ons in voor de cursus korte verhalen schrijven. Het lijkt me leerzaam om te doen.

In januari ben ik een weekend bij mijn moeder en heb eindelijk de tijd om op de bank een boek te lezen. Ik heb doordeweeks vaak geen tijd voor het lezen van fictie. Ik ga meestal om acht uur 's morgens de deur uit en kom om tien uur 's avonds pas weer op mijn kamertje. Het zijn gevulde, maar vooral ook heel interessante dagen. Ik studeer in de bibliotheek van de universiteit, ben secretaris van de jongerenvereniging van GroenLinks in Amsterdam en spreek regelmatig met medestudenten af. Even bijkomen op de bank voelt dus ook weleens goed.

'Als ik dit moordende tempo in mijn leven wil volhouden, heb ik rond mijn dertigste een burn-out,' zeg ik lachend tegen Roos als ik weer in Amsterdam ben.

'Kun je het doordeweeks niet wat rustiger aan doen?' vraagt Roos.

'Ik weet eerlijk gezegd niet hoe ik dat moet doen, rustiger leven. Ik ben gewend om voluit te leven. Dat heb ik mezelf min of meer aangeleerd na alles wat er is gebeurd,' zeg ik.

'Ik denk dat we allebei wel gevoelig zijn voor een burnout, maar het niet zo snel zullen krijgen, omdat we de dingen doen die dicht bij ons hart liggen,' zegt Roos.

'Misschien liggen er te veel dingen dicht bij mijn hart,' zeg ik, terwijl ik denk aan mijn bomvolle agenda voor de komende weken.

'Dat je te veel leuk vindt?' vraagt Roos.

'Ja. Ik heb weleens gedacht dat ik ook wiskunde had kunnen studeren, omdat ik als ik me daar volledig op zou storten, het uiteindelijk ook leuk zou vinden. Het gaat er bij mij niet om wat ik doe, maar hoe ik het doe. En dat hoe, dat is: alleen maar in volle vaart.'

'Hmm, dat snap ik. Dat is ook je kracht. Je doet nooit iets half,' zegt Roos. Het blijft even stil.

'Zullen we vanavond uit eten gaan?' zegt ze dan.

Ik antwoord dat ik over anderhalve week tentamens heb, en bovendien nog wat mailtjes moet beantwoorden.

'Lau, studeren kan altijd nog. Je moet ook genieten en niet alleen in die boeken zitten,' zegt Roos.

Ik weet dat ze gelijk heeft. Ik kan ook te veel plannen in mijn leven.

We zoeken een gezellige pizzeria in het centrum van Amsterdam op.

3

'At the moment of surrender, I folded to my knees. I did not notice the passers-by and they did not notice me.'
U2 (Moment of Surrender)

Donderdag 18 april 2013 begint als een normale dag. Ik ga 's ochtends vroeg naar mijn werk. Sinds een paar maanden werk ik in Amsterdam in een keuken. Mijn liefde voor koken is spontaan begonnen, en nu is koken mijn passie. Niet voor niets was het destijds mijn wens om bij De Librije te eten. Inmiddels is mijn niveau gestegen en reiken mijn kookkunsten verder dan een goede lasagne. Mijn achttiende verjaardag heb ik gevierd met een intiem etentje voor mijn vriendinnen, op die avond kookte ik een vijfgangendiner, met amuses, proeverijtjes en zelfgemaakte bonbons bij de koffie. Ik heb het koken mijzelf aangeleerd, door met kleine stapjes naar steeds moeilijkere gerechten te gaan. Wanneer ik Noah en Peter in Frankrijk bezoek, spit ik altijd minstens één dag Noahs kookboeken en familierecepten door, op zoek naar de mooiste gerechten. Het is elke avond weer mijn doel om een mooie compositie met kleuren, structuren en smaken op één bord te krijgen. Ik kook vrijwel elke avond en dan probeer ik met behulp van Jamie Oliver mijn techniek te verbeteren.

In Amsterdam is het me gelukt in een keuken terecht te komen van een cateraar die kookt voor drukke Amsterdammers. Het is een gezellig bedrijf, vol in ontwikkeling. Door mijn enthousiaste sollicitatiebrief wist Isa, mijn bazin, van mijn passie voor koken. Ik begin met het inpakken en bezorgen van het eten dat in de ochtend door Isa en de kok wordt gemaakt. Naarmate de maanden verstrijken en het bedrijf groeit, breiden mijn werkzaamheden zich uit en ga ik twee dagen fulltime in de keuken werken. Ik geniet van het snijden van de groenten, het maken van sauzen, het opscheppen van eten en de liefde voor de ingrediënten.

Van 18 april weet ik nog precies wat we maakten: er stond overheerlijke vegetarische falafel op het menu, met tahinsaus. Het vleesgerecht ben ik vergeten, omdat ik vegetariër ben en mijn herinnering alleen bestaat uit het broodje falafel dat ik 's avonds opat.

In de bus terug naar mijn huis zie ik dat mama heeft gebeld. Het zal wel over het bericht van de oncoloog gaan, denk ik. Ik heb de week ervoor op donderdag een CT-scan gehad en de oncoloog belt altijd binnen een week met de uitslag. Ik besluit vanavond terug te bellen. Ik ben niet meer erg nieuwsgierig naar de uitslag, het zal wel goed zijn. Wanneer ik de bus uitstap, kom ik iemand uit mijn studentenhuis tegen en ik vergeet het telefoontje.

Ik had inmiddels steeds minder zin in de controlescans die ik ongeveer eens in de vier maanden had om te controleren of de kanker wegbleef. De scans pasten niet meer in het leven dat ik aan het opbouwen was: een normaal leven. Papa zou met me meegaan naar de CT-scan, en we hadden besloten er iets moois van te maken die dag. Bij de oncoloog waren we binnen vijf minuten weg. Het was immers niet nodig om lang over mijn gezondheid te praten: het ging goed en ik had energie voor tien. Na de scan lunchten we in de stad en bezochten het Groninger Museum, waar ik mijn beginnende kunstkennis kon doceren aan papa. Terug in de auto hadden papa en ik het over de impact die de kanker nog altijd op ons leven had.

'Ik weet niet zo goed hoe ik dit moet zeggen,' papa slikt even, 'maar je borst ziet er best mooi uit.'

Ik schiet in de lach. Omdat ik bij dokter Veenstra een kort lichamelijk onderzoek had gehad, zag papa na lange tijd weer eens mijn litteken én mijn linkerborst, die uiteindelijk gewoon gespaard bleef.

'Nou, dankjewel papa.' Vriendinnen vertelden weleens dat ze zelfs bij een toiletbezoek de deur voor hun vader dichtdoen, maar sinds hij mij heeft gewassen op mijn vijftiende kennen wij geen gêne meer.

'Toch vind ik het niet heel mooi, misschien laat ik het ooit nog reconstrueren. Stop ik er meteen een cup extra in,' zeg ik. Hoewel het gat een iets minder groot gat is dan de eerste keer dat ik zo schrok voor de spiegel, blijft het een gat. Ik kijk nog steeds niet graag naar mijn halve borst, maar het hoort inmiddels bij mij en het 'gat' en litteken zitten er niet voor niets.

'Ja, dat snap ik. Maar toch vind ik het een minder heftig gezicht dan ik aanvankelijk dacht, toen de chirurg zei dat misschien je hele borst weg zou worden gehaald.'

'Het lijkt me vooral spannend als ik een relatie krijg met een jongen,' vervolg ik.

'Ja, dit zul je op een gegeven moment altijd uit moeten leggen,' zegt papa.

Daarna praten we verder over het leven en over hoe goed het met mij gaat.

Een week later maak ik dus de lekkerste falafel ter wereld. In het zonnetje zit ik om een uur of vijf mijn heerlijke maaltijd op te eten. De avond heb ik ingepland voor mijn studie. De telefoon gaat. Mama.

'Lieverd,' zegt ze, 'doe je de deur open beneden? Papa en ik staan hier.' Ik weet het al. Maar ik geloof het niet. Niet nu. Niet nu al. Ik wist het, schiet het door me heen. Al die tijd wist ik het. Maar niet nu. De afgelopen maanden waren zo intens en waardevol, zo vol leven. Ik loop naar de spiegel en zie mijn betraande gezicht. Ik ren naar de lift. Maar ik wil het niet geloven totdat ik ze beneden omhels.

'Wat is er? Wat is er dan?' huil ik terwijl ik in hun armen hang.

In de flat die mijn nieuwe leven verbeeldde, staan we gedrieën te huilen om mijn teruggekeerde kanker. Op mijn kamertje huilen we door.

Tussen mijn intense verdriet door, zeg ik: 'Mama, papa, jullie moeten weten dat ik stop op mijn hoogtepunt. Ik ben zo gelukkig, ik stop op mijn hoogtepunt.' We drinken thee, koffie en water en ik pak mijn spullen. Op mijn bureau, tussen mijn boeken, vind ik een kaartje dat uit mijn agenda is gevallen: 'I've lived a live that was full, I travelled each and every highway. And I did it my way.' Ik sla mijn studieboeken dicht en zet ze in mijn boekenkast.

'Zou je die niet meenemen, Lau? Dan heb je wat afleiding,' zegt papa.

Ik schud mijn hoofd. 'Waarvoor zou ik nog studeren?' mijn stem breekt terwijl ik dat zeg. De interessante filosofische gedachten en kunststromingen uit de negentiende eeuw kunnen me opeens niets meer schelen. Dít, het hier en nu, is het enige wat telt. Het zijn de kwesties die buiten de maatschappelijke dingen om gaan, maar betrekking hebben op essentiële dingen, namelijk het leven en de dood.

Ik doe de deur van mijn boekenkast dicht. Ik pak mijn koffer in en ga weg uit Amsterdam, de stad van mijn nieuwe leven. Ik heb uitzaaiingen in mijn beide longen. De tumor die zo lang weg is geweest, heeft zich nu verspreid. Het hoe en wat van de uitzaaiingen weten we nog niet. Er staat een uitgebreid gesprek met de oncoloog gepland op dinsdag.

Ik bel mijn broers in de auto. In de dagen daarna licht ik persoonlijk iedereen in die mij dierbaar is. Die vrijdagavond beleef ik een intense avond met mijn broers en ouders. Op dit soort avonden kunnen we weer een echte familie zijn. In een wereld met kanker bestaat geen scheiding, er is alleen verbinding.

Op maandag ga ik naar Amsterdam, om de mensen daar in te lichten over de uitzaaiingen. Veel vrienden en huisgenoten weten niet eens dat ik drie jaar daarvoor ziek ben geweest, maar ik moet ze toch vertellen dat ik uitzaaiingen heb. Ik vertel mijn verhaal aan mijn huisgenoten in Amsterdam op een bijna klinische manier. Het bericht dat ik uitzaaiingen heb is voor mij dan inmiddels al bijna normaal geworden, omdat het opeens onderdeel van mijn leven is geworden. Ik bel wat familie en ik krijg een mailtje van mijn oom die de eerste week meefietste met Montour, bij de start vanaf de Mont Ventoux. Hij schrijft dat hij weinig woorden heeft en dat hij graag een advertentie in de krant zou willen zetten: ‘Levenslustige geest zoekt nieuw lichaam.’

Dinsdag ben ik klaar voor het gesprek met de oncoloog. Ik ben toe aan meer informatie over hoe de tumoren er precies uitzien, wat ik eraan kan doen en of er überhaupt iets aan te doen is.

Die dag hebben we het eerste gesprek met de oncoloog in Groningen. Misschien is het allemaal wel een vergissing, denk ik nog terwijl we in de auto zitten. Is mijn scan omgewisseld met die van een ander, die zich nu niet bewust is van het noodlot dat in zijn of haar leven heeft toegeslagen. Met zijn drieën stapten we weer de kinderpoli op. Omdat ik vijftien was toen ik kanker kreeg, heb ik altijd op de kinderpoli mijn behandelingen gehad. De felle, vrolijke kleuren komen ons tegemoet. Daar zitten we dan. Daar zitten we dan weer. De oncoloog wordt opgepiept, omdat mijn ouders en ik een afspraak buiten zijn spreekuur hebben. De receptioniste brengt ons naar een kamertje. Het kamertje. Het kamertje waar we eenmaal eerder hebben gezeten: toen we hoorden dat ik een kwaadaardige tumor had. Mijn ouders kijken elkaar en mij aan en we schieten in de lach, een lach die het midden houdt tussen nervositeit en ironie. Het kamertje voelt bedompt, zonder ramen. Er staat een doos tissues op tafel.

De deur gaat open en dokter Veenstra en een verpleegkundige komen binnen. Alweer een déjá vu-moment: in dezelfde setting, met dezelfde verpleegkundige en arts, zaten we drieënhalf jaar geleden ook.

'Dat is klote, dame, dat we elkaar weer zien.' Dat is inderdaad klote. Ik wil hier niet zijn, niet op dit moment, in de volste bloei van mijn leven. We bekijken de scan en de uitzaaiingen. Het zijn acht kleine bolletjes die zo dadelijk mijn leven gaan verprutsen. Ik kan niet langer denken dat de scan van een ander is: mijn naam staat erboven en daarnaast hebben weinig mensen drie ontbrekende ribben.

Na afloop van het gesprek blijken er drie opties te zijn. De grootste tumor, die niet echt megagroot is omdat ik elke drie maanden scans heb gehad zit in mijn operatiegebied. Optie één is dan ook om deze tumor te verwijderen door middel van een operatie en om deze vervolgens verder te onderzoeken. Optie twee is het bestralen van zo veel mogelijk tumoren. Doordat de kanker die ik heb zeldzaam is, is dokter Veenstra daarover nog in overleg met buitenlandse artsen. Het is niet duidelijk of de tumoren zullen reageren op bestraling. Ik wil graag weten of het zinvol is om te behandelen nu het terug is. Ik wil niet leven van ziekte naar ziekte.

Er is weinig hoop op genezing, en de derde optie is dan ook om geen van beide behandelingen te kiezen. Chemo is sowieso geen optie, omdat de vorige keer dat ik ziek was de chemo mijn tumor niet aanpakte.

Als het gesprek ten einde loopt, zegt de oncoloog: 'Neem alle tijd die je nodig hebt voor het maken van je beslissing, het is goed deze keuze te overdenken. Toch moedig ik je aan niet te lang na te denken, omdat het leven nu vraagt om het maken van een keuze. Maar wat je ook doet, het is jouw keuze en het is een goede keuze.'

En zo lopen we gedrieën het ziekenhuis weer uit. Enerzijds intens verdrietig over de kleine kans op genezing, anderzijds hoopvol vanwege de kleine kans op genezing. Vooral mijn omgeving houdt zich aan deze kleine kans vast, omdat hoop nu eenmaal doet leven. Voor mezelf weet ik echter dat ik voor een kans van ongeveer tien procent mijn lichaam niet weer wil laten toetakelen. Dit is natuurlijk de tweede keer en dat maakt een 'keuze' – ik zet hem tussen aanhalingstekens, omdat ik niet precies weet of dit überhaupt een werkelijke keuze is – een stuk minder makkelijk. Ik weet hoe het is om lichamelijk doodziek te zijn. Ik weet wat het inhoudt om mijn leven weer op de rit te krijgen. Een onbevangen keuze is er niet. Voor mijzelf staat al vast dat 'hoop' en 'kwaliteit' sleutelwoorden in mijn bestaan moeten worden. Hoop dat de behandelingen die ik eventueel kan kiezen, me iets zullen brengen. Hoop dat ik met de situatie kan omgaan. Hoop dat ik beter word. Zonder hoop kan en wil ik niet leven. Verder is kwaliteit een groot goed. Mentale kwaliteit, om de situatie aan te kunnen, en die heb ik. Wat overblijft is minstens zo belangrijk: lichamelijke kwaliteit.

De woorden van de oncoloog blijven nog lang nagalmen in mijn hoofd. Een ding is echt, meer dan alle andere dingen, anders in vergelijking met de vorige keer: ik ben nu officieel volwassen en zal mijn eigen keuzes moeten maken. De afgelopen drieënhalf jaar heb ik mezelf onbewust voorbereid op deze keuze. Ik ben gegroeid in mijn zelfstandigheid en weet dat ik deze beslissing vol overgave kan nemen. Ik praat erover met mijn ouders, met mijn broers en met vrienden. Ik heb het over de voor- en nadelen, over mijn gevoel en over het leven. Ik praat over de dood, over vriendschap en over keuzes die iedereen ooit in zijn leven moet maken. En ik realiseer me tussen al die prachtige gesprekken door dat ik ondanks alle steun de keuze alleen moet maken. Het voelt tegelijkertijd als een last en als een vrijheid. Door alles wat is geweest, weet ik inmiddels dat ik geen foute keuze kan maken, omdat keuzes simpelweg nooit fout kunnen zijn. Ik heb me een jaar na de chemotherapie weleens afgevraagd of ik de juiste weg was ingeslagen met mijn keuze voor chemo. De chemo had immers niet geholpen. Maar wat is een verkeerde keuze? Ik wist toen niet wat er ging komen. De ik van toen maakte destijds de beste keuze, maar de ik van nu zou het anders hebben gedaan. Maar welke keuzes je ook maakt, het is altijd goed. Je weet immers niet of de andere keuze beter was geweest, omdat je die weg niet bent ingegaan. Zo simpel is het. Je weet het niet, het enige wat je weet is dat je ergens voor hebt gekozen, daar volmondig 'ja' op hebt gezegd.

4

'Please don't give up the fight. For no reason, but your own. I never said that the fight would be easy. Because it won't.'

Racoon (Don't give up the fight)

Tussen het eerste en het tweede gesprek met de oncoloog heb ik voor mezelf een hoop dingen op een rij gezet. Wanneer de hoop op genezing ook na overleg met de internationale artsen zo klein blijft, wil ik geen behandelingen meer ondergaan. Wanneer behandeling enkel uitstel zou betekenen, wil ik ook geen behandelingen meer. Deze gedachten zitten helder in mijn hoofd, maar ik ben bang ze te uiten.

Op de avond voor het gesprek loop ik met Daan door het bos. 'Ik weet het al en dat weet jij ook,' zeg ik tegen hem.

'Ja, Lau, ik weet het. Kies voor jezelf, dat is het enige wat belangrijk is in het leven.'

'Ik ben bang om gezien te worden als een opgever, terwijl mijn karakter juist altijd het onderste uit de kan wil hebben.'

'Je kunt het van twee kanten bekijken. Nu kies je ervoor om voor kwaliteit te vechten. Het heeft geen zin om vanwege de buitenwereld te kiezen voor behandelingen.'

'Soms lijkt het net of de maatschappij van mij verwacht de reguliere geneeswijze te volgen. Ik vind het daarom buitengewoon dapper van mijn oncoloog dat hij zegt dat hij niet weet of hij mij beter kan maken, omdat dat de waarheid is. Het lijkt soms net alsof ik straks kies voor mijn eigen dood, omdat ik niet kies voor behandelingen,' tranen lopen over mijn wangen. 'Je hoort weleens op een begrafenis van iemand die is overleden aan kanker,' vervolg ik, 'dat diegene een vechter was en alles uit de behandelingen heeft gehaald, maar dat het niet mocht baten. Zo iemand wordt gezien als een vechter. Maar wat ben ik dan? Geef ik het op als ik zeg dat ik niet wil gaan voor een kleine overlevingskans? Ben ik een verliezer als ik kies voor kwaliteit, in plaats van voor een paar maanden extra leven?'

'Er zijn geen winnaars en verliezers, dat weet jij toch. Zo leef jij, Lau. De keuze die jij maakt getuigt van liefde voor het leven en laat zien dat je geen angst voor de dood hebt.'

Ik denk steeds vaker dat er niets te verliezen of te winnen valt. Ik moet mij losmaken van alles waarvan ik denk dat de maatschappij er een mening over heeft.

'Misschien zie ik mezelf wel als verliezer,' mompel ik, 'omdat ik voor alles honderd procent wil gaan. Ik wil doodgaan als winnaar van het leven.'

We lopen verder. Morgen ziet de wereld er anders uit, dan heb ik mijn keuze gemaakt, maar nu genieten we van de ontluikende lente, misschien wel mijn laatste.

'Daan, mag ik nog wat raars vragen? Ik wil een hond,' zeg ik resoluut, de tranen van mijn wangen vegend. 'Ik wil niet meer alleen zijn. Ik wil een onvoorwaardelijke vriend naast me.'

'Goed idee. Een grote zeker? Een labrador?'

Ik schiet in de lach. 'Hoe weet jij dat nou weer? Ik heb gekeken op internet,' zeg ik, me plotseling bewust van het feit dat ik al vele stappen verder ben dan het nadenken over het nemen van een hond alleen. 'En ik heb al contact gehad met het KNGF, het geleidehondenfonds in Nederland dat blindengeleide- en hulphonden traint. Ik kom in aanmerking voor een buddyhond, een opgeleide hulphond die mij gezelschap kan houden. Zo'n hond is volledig getraind, het lijkt me een geweldige uitkomst. Op die manier weet ik zeker dat ik maximaal kan genieten van een hond.'

'Lau,' Daans stem breekt, 'je bent bezig met de toekomst. Een hond voor jouw toekomst, dat vind ik heel mooi om van jou te horen.'

Ik kijk hem aan. Een hond is inderdaad iets voor mijn toekomst, hoelang die ook duren mag. 'Ik ben bezig met een korte toekomst die vol is van kwaliteit.'

De dag daarna rijden we naar Groningen voor het tweede gesprek met de oncoloog sinds ik weet dat ik uitzaaiingen heb. In de auto sluit ik mijn ogen en laat ik mijn ademhaling rustig worden. Ik ben gespannen, maar wil ontspannen het gesprek in. Ik wil de rust hebben om mijn keuze straks te vertellen. De afgelopen dagen hebben mij een hoop duidelijk gemaakt. Ik heb terug kunnen denken aan de behandelperiode van toen – en nog belangrijker, aan de tijd die daarna kwam. Ik heb geen vrees voor nieuwe behandelingen, omdat ik weet dat mijn lichaam daarmee om kan gaan. Ook weet ik dat mijn geest dan de focus heeft om te overleven en dat ik zal kunnen genieten van kleine dingen. Ik herinner me de tijd dat ik ziek was. Lichamelijk was het zwaar, maar geestelijk kon ik genieten van het leven in mij en om mij heen. Nee, niet de behandelingen zijn bepalend voor mijn keuze. Het is de tijd daarna, wanneer de behandelingen stoppen, waarop ik mijn keuze wil baseren. In drieënhalf jaar tijd heb ik slechts negen maanden zonder kanker in mijn hoofd kunnen leven. Pas in Amsterdam kon ik leven zonder te denken aan kanker, zonder te leven met ziek-zijn. Door deze verandering in mijn geest voelde ik pas hoe het was om te leven, om werkelijk ongedwongen gelukkig te zijn. In mijzelf voel ik de angst voor de tijd na de behandelingen, omdat ik geen kracht voel om die nogmaals aan te kunnen. Zelfs als ik hiervan zou genezen, voel ik nu even niet de kracht meer om de tijd daarna aan te kunnen. De dood die drieënhalf jaar geleden zijn intrede in mijn leven deed, maakt alles anders. Het is bijna onmogelijk te leven in een wereld zonder de dood.

Wanneer we het ziekenhuis binnenlopen voel ik me rustig en krachtig. Met mijn rode hakken paradeer ik door het ziekenhuis. Bij elke stap die ik zet, voel ik mijn rust toenemen. Mama pakt mijn hand en knijpt er zachtjes in. Ik maak haar hand zwijgend los uit de mijne en ga iets voor haar uit lopen. Op dit moment wil ik even in mijn eigen cocon blijven, om mijn kracht te blijven voelen. Zo lopen we gedrieën naar de poli: ik voorop, papa en mama naast elkaar. Op de poli worden we gelukkig opgeroepen in een andere spreekkamer. Ik kijk mijn ouders opgelucht aan.

'Een rare vraag, maar hoe gaat het nu met je?' zegt dokter Veenstra wanneer we elkaar de hand hebben geschud.

'Lichamelijk gaat het nog steeds voortreffelijk, alleen weet ik nu dat ik weer ziek ben. Verder gaat het ook goed, ik heb rust.'

'Je hebt vast veel nagedacht de afgelopen tijd,' zegt dokter Veenstra. Ik vertel dat ik inderdaad veel heb nagedacht en gevoeld, maar dat ik een aantal praktische zaken op een rijtje wil zetten. Ik vraag hem bijvoorbeeld naar de bestralingskansen, waarover hij heeft overlegd met zijn internationale collega's.

'Bestraling zal je tumoren nooit helemaal weghalen,' zegt hij, nadat hij deze zin inleidde met allerlei andere informatie. De kaarten zijn in dit tweede gesprek duidelijk anders geschud. 'Dus bestralen is uitstel van executie?' vraag ik.

'Ja, dat is uitstel van executie,' zegt de oncoloog.

'En opereren?' vraag ik nu ik toch op dreef ben. Ik wil in dit gesprek alles weten over het hoe en wat van deze kanker. Pas dan kan ik een werkelijke keuze maken en zal ik me niet voelen als een opgever, óf een vechter.

'Ik denk dat ik je na het weghalen van de tumoren over een halfjaar weer zie.'

'Het zal blijven terugkomen?'

'Dat weet niemand, maar de kans is heel groot.'

'Oké,' ik slik en verzamel kracht om te spreken, 'dan weet ik wat ik moet doen. De kwaliteit die ik de afgelopen tijd in mijn leven ervoer, wil ik zo lang mogelijk vasthouden. Juist uit liefde voor dit leven, kies ik voor wat er recht tegenover staat: de dood. Ik leef liever voluit, dan dat ik hier in het ziekenhuis mijn laatste dagen slijt.' Ik praat met tussenpozen. Zelfs mijn ouders weten tot dan niet wat ik precies ga doen. De keuze die ik maak, wil ik per se alleen maken. Mijn ouders hadden hun volledige vertrouwen in mij uitgesproken en zij wisten, net als ik dat wist, dat ik klaar was om deze keuze te maken.

Ik ben een levenskunstenaar en dat is de reden dat ik deze keuze maak. Het leven is té waardevol om niet te genieten van lichamelijke kwaliteit. Voor mij gaat het leven om kwaliteit en niet om kwantiteit. Mijn laatste dagen slijt ik liever midden in het leven, dan in het ziekenhuis. En mijn ideeën over verliezen en winnen? Die stel ik, net als een aantal jaar geleden, bij. In dit leven valt enkel te winnen.

5

'And time after time you'll hear me say that I'm so lucky to be loving you. Lucky to be loving you.'
Rod Stewart (Time after time)

Nu ik weet dat ik niet meer beter word, gebeuren er twee dingen in mezelf. Enerzijds ben ik verdrietig over het feit dat ik geen toekomst heb. Ik had in Amsterdam voor het eerst weer het idee dat ik wel tachtig kon worden en vol in het leven stond. Het is moeilijk om te beseffen dat ik veel dingen niet zal beleven. Iedereen kan natuurlijk morgen overlijden, maar in mijn leven is dit nu een hoofdthema. Voor dit proces heb ik tijd nodig. De toekomstplannen die ik had gemaakt en ook de langetermijnplannen zoals een gezin, een baan en een huis – die nog lang niet aan de orde waren, maar waar je soms een middag over kan mijmeren – zijn nu weg en dat is ontzettend onwerkelijk. Ik was ambitieus en ik zag voor mezelf een groots leven in het verschiet.

Anderzijds geeft het me heel veel kracht om in mijn

laatste dagen te leven. Ik stel mezelf elke dag weer de vraag: wat wil je? Leven? Hup, ga dan Leven! Spel het woord met een hoofdletter. Ik vind het fantastisch dat ik Leef, en dat doe ik dan ook met een hoofdletter. Ik wil niet zomaar leven, ik wil het leven uitknijpen, tot ik de laatste druppel te pakken heb. Ik heb tenslotte maar één leven. Een heel kort leven. Elke dag maak ik weer bewust de keuze: ik wil genieten en gelukkig zijn, dat is tenslotte zoveel leuker dan huilen om het bestaan. Wie ben ik om mijn licht niet te laten schijnen? Wie ben ik om mijn talenten niet in te zetten in afwachting van de dood? Ben ik hier niet op aarde gekomen om mijn licht te laten schijnen, de wereld liefdevoller achter te laten? Ik heb elke dag een keuze. Ik Leef, met heel mijn ziel en zaligheid.

Papa belt een paar uur nadat we het gesprek met de oncoloog hebben gehad.

'Hoe gaat het, Lau?'

'Ik ben leeg, maar ik heb nu al rust. Ik heb rust omdat ik hiervoor gekozen heb. En jij pap, hoe voel jij je?'

'Ik ben ook leeg. En ik vraag me af wat je gaat doen de komende tijd. Misschien zal dat ook een strijd worden.'

Ik loop naar buiten met de telefoon aan mijn oor. Er vliegt een vlinder langs mij heen, op weg naar de vroege bloeiers die nu al staan te stralen. 'Dat zal goed komen, pap. Ik heb zojuist gekozen voor kwaliteit en ik weet dat ik dit besluit aankan. Ik heb niet voor niets hiervoor gekozen. Ik heb dit gedaan omdat ik zin heb in de komende tijd en er een zo mooi mogelijke tijd van wil maken. Alles waarvoor ik sta, doe ik met volle overgave.'

'Dat kun je als geen ander, dat weet ik. Ik ben alleen

heel verdrietig. Maar weet dat we graag met jou meegaan op jouw weg vol kwaliteit.'

We hangen op en ik loop de vlinders tegemoet.

De dagen erna ben ik in Amsterdam. Ik ga gewoon aan het werk en vind rust in mijn stad. Na mijn werk loop ik over de grachten en voel het leven langzaam weer terugkomen in mijn aderen. Het voelt alsof ik langzaam ontwaak en me uit een bubbel heb bevrijd.

Ik wacht bij een rustige tramhalte op de tram naar mijn studentenhuis. Naast mij op het bankje zit een vrouw met een bandana om haar hoofd. Ze zal zo haar kuur wel krijgen, of een afspraak hebben in het Antoni van Leeuwenhoek. Ze stapt zo immers op dezelfde tram als ik, die stopt voor het AvL. Ik kijk haar aan en zou haar willen zeggen dat ik met haar meeleef, dat ik aan haar zal denken in de tijd die komt. Het leven waar zij voor staat lijkt me zo vele malen zwaarder dan het leven dat ik nu leid. Misschien heeft zij nog hoop op genezing, maar de prijs die ze daarvoor moet betalen vind ik immens hoog.

Ik slik mijn woorden in. Ik heb geen idee hoe ik haar zou moeten melden dat ik in haar schoenen heb gestaan. Niet dezelfde schoenen wellicht, iedereen draagt zijn eigen merk en maat, maar wel schoeisel van hetzelfde materiaal.

De tram laat lang op zich wachten, ik wend mijn blik af en kijk over het plein waar we wachten. Om ons heen rijden auto's en er loopt een vrouw met een buggy over het zebrapad. Ik ervaar de vrouw met de bandana en mezelf als een twee-eenheid op dit drukke plein. Beiden wacht ons een leven waarvan geen van ons weet hoelang het blijft. Beiden hebben we geen idee hoe vaak de zon nog opgaat, wanneer de nacht definitief valt.

Ik hoor de tram in de verte naderen. Een jonge man stapt in onze bubbel, de bubbel die ik zo-even heb bedacht, en gaat een meter van mij afstaan. De man ziet er gezond uit en lijkt van zijn werk te komen. Hij pakt zijn iPhone en checkt of er berichtjes zijn binnengekomen.

Lucky bastard, denk ik, terwijl ik de man observeer. Wij tweeën hebben de dood al op ons genomen, jij zult nog wel even blijven leven.

’s Avonds komt Daan langs en ik steek samen met hem mijn eerste sigaret op. Het smaakt me totaal niet, maar ik wilde het altijd nog eens proberen. De lol is er gauw af, maar ik rook hem op. ‘Ik kan me voorstellen waarom dit rustgevend werkt voor rokers,’ zeg ik terwijl ik een trek van de sigaret neem. ‘Toch blijf ik het raar vinden dat zoveel mensen dit uit gewoonte doen, want ik voel meteen dat dit echt niet gezond voor me is.’

‘Het is meer een gedachteloze handeling, een soort vastgeroeste gewoonte,’ zegt Daan. Hij steekt er toch nog maar eentje op.

Ik bedank. Mijn eerste sigaret was ook meteen mijn laatste.

‘Over rust gesproken,’ zeg ik, ‘het is fijn om in mezelf te voelen dat ik nu rust heb. Ik denk dat het komt omdat ik niet met onzekerheden kan omgaan. Toen ik voor het eerst ziek werd, wist ik wat er te gebeuren stond, maar na de behandelingen had ik totaal geen grip meer op mijn leven. Zou ik lang, of juist niet lang leven?’

‘Het interessante van ieder leven is natuurlijk dat niemand dat weet, maar bij jou is het echt een hoofdthema geweest,’ zegt Daan.

‘Ja, ik denk dat ik nu rust heb omdat er één zekerheid

is: ik ben ziek en ik ga dood. Wanneer, hoe en wat, weet ik niet, maar dat stukje zekerheid geeft mij rust.'

Wanneer mijn broers komen eten, maken we voorzichtig plannen voor onze toekomst met z'n vieren. De band met mijn broers is niet veranderd sinds we weten dat ik zal overlijden. Er wordt weleens gevraagd of de band nu intenser is, maar het mooie is dat het niet per se intenser is: het gevoel van elkaar liefhebben is niet verdubbeld, omdat het al immens was. We spreken, luisteren, zijn stil, hebben lief, sms'en, begroeten, leven en herinneren net zoals eerst, omdat het leven voor ons vieren gewoon doorgaat. We kunnen middagen lang praten over de dromen en ambities van mijn broers. We kunnen het ook middagen lang hebben over mijn leven, in samenhang met hun toekomst. We hebben het over hun behoeftes nu en later.

Nog even met zijn vieren... Dat is wat ik me wel vaak bedenk. Hoewel we dan misschien niet anders met elkaar omgaan, is deze tijd wel een bewuste tijd van beleven, leven en herinneringen creëren. Hoe zal de balans zich straks herstellen, als ik weg ben en zij met z'n drieën verdergaan?

In deze periode plannen we bewust dingen met z'n vieren. Jim is de eerste die een invulling aan deze tijd met z'n vieren geeft.

'Sie, zullen we een tattoo laten zetten?' Hij kijkt me aan. Na het zetten van mijn oneindigheidsteken had ik gezworen dat dat mijn eerste en laatste tattoo zou zijn, maar ik weet meteen wat hij bedoelt als hij het zegt: de tattoo gaan we met z'n vieren zetten. 'Wat wil je dan?'

'Gewoon jouw naam hierzo,' Jim wrijft over zijn rechterbovenarm.

'*Insjallah*,' zeg ik, verwijzend naar zijn tattoo. Ik durf op dit moment niet verder te kijken dan hooguit een week. Langzaam vult mijn agenda zich, beetje bij beetje, om uit te groeien tot een weekplanning, hooguit twee weken vooruit. Ik accepteer het, dit is hoe mijn leven is. Ik ga niet meer tegen dit gevoel in. Dus zeg ik 'als God het wil.'

'Ja, laten we dat doen.' Ik kijk mijn broers aan.

'Nou, denk maar niet dat ik je naam op mijn arm laat tatoeëren, ik heb liever een symbool van ons samen,' zegt Daan.

Later zitten we te kijken op internet. Ik kom uit bij het oneindigheidsteken, omdat ik het al heb en omdat we met zijn vieren altijd erg één zijn geweest.

'De halve wereld heeft dat teken op z'n lijf,' zegt Joep.

'Ja, maar bij ons is het anders,' zeg ik terwijl ik naar mijn linkerpols kijk.

We maken een afspraak bij een ontwerper, die van het oneindigheidsteken verschillende ontwerpen zal maken, voor ieder van ons een eigen symbool. Ik besluit vier voeten in mijn ontwerp te verwerken, omdat op mijn geboortekaart vier voeten staan. Het laatste voetje in het rijtje van vier is goudkleurig.

Even later komt Jim weer met een idee.

'Ik wil nog eens de Mont Ventoux op fietsen, omdat ik de verbondenheid met jou en de berg wil beleven als jij er nog bent.'

We reageren allemaal enthousiast op het idee van Jim, het zou prachtig zijn de berg met elkaar op te gaan.

En zo maken we op een avond voorzichtig plannen voor een toekomst die nooit meer vanzelfsprekend de mijne zal zijn.

’s Avonds laat drink ik nog een wijntje met Daan.

‘Weet je wat het mooie is, dat ik met jullie gewoon net zulke avonden kan hebben als die we vóór de uitslag hadden,’ zeg ik. ‘We lachen met elkaar, we huilen met elkaar, we filosoferen met elkaar, we houden van elkaar. Dat deden we hiervoor ook dus wat dat betreft is er niets veranderd.’

‘Er is inderdaad weinig veranderd. Het is misschien intenser, omdat het noodzaak is om nu van elkaar te genieten, maar dat deden we altijd al.’

‘Toch vind ik het vreemd dat wij altijd met zijn vieren zijn geweest en altijd met zijn vieren hebben geleefd, maar dat dat niet langer vanzelfsprekend zal zijn.’

‘We zullen altijd met zijn vieren blijven. Maar het kan mij soms ook overvallen, het idee dat jij straks niet meer naast mij zit, of mij lieve sms’jes stuurt voordat ik naar mijn werk ga,’ zegt Daan.

‘Wat het voor mij zo onwezenlijk maakt is dat ik me zo gezond voel. Het valt iedereen op hoe goed ik eruitzie. Dat is het eigenaardige van deze situatie. Ik voel me onzeker over mijn eigen lichaam, alsof het steeds minder van mij wordt. Ik dacht dat ik het kende, tot er uitzaaiingen werden gevonden op het moment dat ik mij op mijn allerbest voelde.’ Ik denk even na. ‘Dat ik mij zo gezond voel is bizar in deze situatie. Ik weet niet meer waar ik met mijn lichaam sta. Anderzijds is het ook prachtig. Door mijn fitheid ben ik in staat om de tijd die komen gaat maximaal te benutten.’

‘Maar dat je je zo gezond voelde, was geen misleiding van je lichaam. Het was eerder een cadeau, een gift waar je nu zo blij om mag zijn.’

Ik denk daarop even aan de onrust die ik voelde toen ik alleen was. Op momenten met anderen ben ik rustig, maar wanneer ik te lang alleen ben, overvalt de realiteit mij soms in alle heftigheid. Op die momenten ga ik nadenken over de tijd die komen gaat. Wanneer ik bij anderen ben, voel ik dat ik kan vertrouwen op de kracht die in mij zit.

'Ik heb korte momenten van angst, omdat ik niet weet wat er zich in mijn lichaam afspeelt. Juist door de onverwachte uitzaaiingen weet ik niet meer wie ik ben in mijn eigen lichaam. Ik weet dat ik zal aftakelen voor ik doodga. Toch weet ik ook dat ik kracht put uit de eindigheid van mijn leven hier. Ik weet dat de aftakeling die komen gaat niet lang zal duren, omdat het einde dan nabij is. Voor jullie lijkt het me vele malen moeilijker, want jullie moeten ook na mijn dood met de situatie omgaan, terwijl het voor mij dan klaar is. Ik weet dat ik de lichamelijke pijn, de vermoeidheid en achteruitgang aankan omdat ik weet wat er daarna komt. Ik genees op het moment dat ik doodga. Op dat moment geneest mijn lichaam en leeft mijn ik eeuwig door.'

'Ja lieverd,' fluistert hij, 'ik hoop dat het op een mooie manier verloopt.'

6

'I don't need no proof when it comes to God and truth. I can see the sunset and I perceive, yeah.'
Live (Heaven)

In de weken die volgen zet ik bewuste stappen in de richting van het leven en in voorbereiding op de dood. Ik zoek samen met Roos een appartement in Amsterdam en ik ben bezig met de aanvraag voor mijn buddyhond. Ik leer me over te geven aan het leven. Omdat ik deze twee zaken niet in één dag kan regelen, maar vermoed dat ik niet de tijd heb om al te lang op deze twee belangrijke dingen te wachten, voel ik me onrustig. In de tussentijd ben ik veel bij mijn moeder, omdat ik me op mijn studentenkamertje niet meer zo prettig voel. Aan de studentenpraatjes kan ik nu helemaal niet meer meedoen, kanker is immers weer mijn issue.

'Ik ben het zat hier,' zeg ik tegen mama. 'Niet om jou of het huis, maar omdat ik er helemaal klaar mee ben om niet te kunnen leven in de stad waar ik zo van houd. Amsterdam zal de stad zijn die mij tot in mijn laatste dagen leven zal schenken, omdat Amsterdam mij zoveel energie geeft. In Amsterdam voel ik mij thuis.' Wanneer ik nu weer bij mijn moeder introk, zou ik niet midden in het leven blijven staan. Juist dat is voor mij essentieel, om de komende periode voluit te kunnen genieten.

'Meer dan je al gedaan hebt kun je op dit moment niet doen,' zegt mama.

Ik heb me ingeschreven bij allerlei woningsites en ik heb mijn netwerk in Amsterdam ingeschakeld in de hoop dat zij misschien connecties hebben. 'Dat weet ik, maar ik vind het zo moeilijk om me aan dit soort dingen over te geven. Van deze twee dingen hangt mijn geluk voor de komende periode af. Ik vind het geen probleem me over te geven aan de realiteit dat ik doodga, als de randvoorwaarden dan maar kloppen: een huis om mij in thuis te kunnen voelen en mijn hond zijn noodzakelijk voor mijn geluk.'

'Lau, heb vertrouwen. Het komt zoals jij het wenst, echt waar,' zegt mama.

In dezelfde week heb ik een gesprek met Roos. Hoewel we voordat ik wist dat ik niet meer beter zou worden ook al zochten naar een huisje in Amsterdam voor ons tweeën, verandert deze wetenschap de intentie van het zoeken. Op onze kamertjes brachten we heel wat uren door met thee, studieboeken, films, wijn, gezelligheid en waardevolle gesprekken. Waar we een paar weken geleden nog zochten naar een leuk huis voor ons gezellige studentenleven, zoeken we nu ook een laatste plek voor mij. Stiekem focus ik me tijdens het zoeken op een plek waar ik kan sterven. Een plek waar ik me zo thuis voel dat ik mijn laatste dagen daar kan doorbrengen. Een plek waar ik iedereen kan ontvangen die ik nog wil zien. Ik wil een plek waar ik wijntjes kan drinken met Roos. Ik weet dat dit niet alleen impact op mij heeft, maar ook op haar. En dus moeten we praten. Wil zij überhaupt nog wel in een huis met mij wonen? Ik bereid me voor op het gesprek en wanneer ik thuiskom in mijn studentenhuis loop ik eerst naar mijn kamer. Er is een brief onder mijn deur door geschoven.

'Ik wilde tegen je zeggen dat ik niet weet wat er gaat komen de komende tijd. We kunnen het allebei niet overzien, maar niettemin wil ik heel graag met jou samenwonen. Onze band is zo mooi en we zullen er voor elkaar zijn. Kus Roos.'

Ik voel een traan over mijn wang lopen. Ik ben dankbaar voor deze mooie vriendschap en weet dat we binnenkort in een fijn huis zullen wonen.

Roos en ik zitten daarna op mijn kamer. Zij zit op bed, ik op de stoel die tegen de andere muur staat. Als ik de deur van mijn kamer opendoe, waaien de stofvlokken vanuit de gang me tegemoet, maar in mijn kamer is het schoon en netjes. Ik heb de gordijnen half dichtgedaan, het wordt al donker buiten.

'Heb jij niet één moment gehad waarop je enorm boos was?' vraagt Roos.

'Op wie?' vraag ik.

'Gewoon, op het leven, of op de ziekte. Op het waarom.'

'Ik heb me nooit echt afgevraagd: waarom ik. Ik weet nog dat de eerste keer dat ik ziek was mensen tegen mij zeiden: "waarom nu jij?" Ik zei dan altijd: "Waarom ik niet en jij wel?" De vraag waarom heeft me nooit echt geïnteresseerd.'

'Maar je mag het je natuurlijk wel afvragen, het is een

logische vraag. Je bent nu zo rustig, maar je mag ook gewoon huilen,' zegt Roos.

'Ik huil amper,' zeg ik.

'Helemaal nooit?' vraagt Roos.

'Natuurlijk heb ik mijn momenten. Dan baal ik van de situatie en zou ik willen dat ik net zoals jullie door kon gaan met het leven. Maar iedereen heeft zijn eigen leven. Ik word ziek, de ander krijgt een ongeluk, weer een ander heeft ogenschijnlijk een perfect leven, maar is toch niet happy.'

'Dit soort dingen zou ik nou willen filmen. Niet iedereen kan dit zo ervaren en zeggen in de situatie waarin jij zit,' zegt Roos.

'Ik heb ook weleens gedacht om te gaan filmen. Maar ik zou het vooral doen om niet vergeten te worden.' Ik blijf even stil. 'Niet dat ik bang ben om vergeten te worden, maar het voelt zo vreemd dat de wereld straks verdergaat zonder mij.'

Roos kijkt me aan. 'Juist omdat jij zo vroeg doodgaat, blijft iedereen zich jou herinneren. Ik sprak laatst iemand die tachtig was. Iedereen om haar heen was al overleden en er was niemand die zich haar zou herinneren als ze zou sterven. Jij zult voor altijd in onze gedachten zijn.' Ze zwijgt even. Dan vervolgt ze: 'Ik sprak laatst met mijn vriend. Hoewel we nog lang niet toe zijn aan kinderen, zal ons eerste meisje "Laura" in haar naam dragen.'

Ik denk aan Dorien die ook al tegen haar vriend heeft gezegd dat hun eerste dochter 'Laura' zal heten. Het maakt me gelukkig zulke mooie mensen om me heen te hebben. Ik vind het vooral heel bijzonder voor mijn ouders, dat zij straks, als mijn vriendinnen kinderen krijgen, geboortekaartjes krijgen met mijn naam erop.

'Voelt het voor jou als een leegte om te weten dat je nog

lang leeft?' vraag ik. 'Hoewel jij misschien wel korter leeft dan ik, dat weet je nooit. Ik bedoel: of jij een gevoel van "toekomst" hebt, waar je op een verantwoordelijke manier mee om wilt gaan? Is het een bevrijding om toekomst te hebben, of juist een gegeven waar je je geen raad mee weet? Ik ben zo benieuwd, omdat ik me vanaf mijn vijftiende al geen vanzelfsprekend gevoel van een toekomst die voor me ligt meer kan herinneren. Aan mij wordt de vraag vaak gesteld hoe het leven zonder toekomst is, maar ik ben juist nieuwsgierig naar de andere kant: hoe te leven met een toekomst?'

'De toekomst voelt niet leeg, of als een zware verantwoordelijkheid, eerder als een vanzelfsprekendheid. Ik ben weinig bezig met mijn toekomst, waarschijnlijk omdat die er gewoon is.' Roos is even stil, dan gaat ze verder: 'Ik heb nu een periode met een saai vak op de universiteit, waarvan ik zeker weet dat ik er later niets mee ga doen. Door jouw situatie vraag ik me steeds vaker af wat daar het doel van is.'

'Het halen van je bachelordiploma?' opper ik.

'Maar ik besteed mijn tijd niet nuttig op de momenten dat ik zo'n vak heb. Dan steek ik uren in het leren van een theorie waar ik helemaal geen interesse in heb. Het voelt zo vreemd te weten dat ik daar mijn middagen mee verslijt, terwijl ik weet dat jij bezig bent met hoe jij jouw tijd zo nuttig mogelijk kunt besteden.'

'Ja, wat te doen met je tijd? Hoe werkt tijd? Ik word soms gek van mezelf, altijd op zoek naar een vervulling van mijn tijd. Het resulteert erin dat ik constant afweeg of ik de wereld verbeter met mijn bezigheid, waardoor ik nooit een moment rust neem, of televisie kijk.' Ik denk even na en vervolg: 'terwijl ik me vaak realiseer dat ik te groots denk. Want was het doel dat ik vorig jaar rond deze tijd nastreefde: tentamens halen en kennis opsnuiven, wel een zinvol doel? Het antwoord voor nu is: nee. Het was niet zinvol voor de mensheid, het heeft geen kommen rijst gebracht naar hongerige magen, geen gelijkheid voor vrouwen, geen ziekenhuis in een dorpje hier ver vandaan.'

'Het was natuurlijk wel zinvol voor jezelf, omdat je er voldoening uit haalde,' zegt Roos.

'De intensiteit van deze periode, de mooie gesprekken die ik met jou en anderen voer, die gesprekken maken dat ik deze periode zie als heel waardevol,' zeg ik.

'Het maakt mijn leven nu mooi dat er, mijns inziens, in essentie geen nare dingen bestaan. Want groei is altijd positief, en dat moet soms langs een bochtige weg. Dan kun je genieten van het zoete uitzicht, dat mooier dan verwacht blijkt te zijn. Een uitzicht op je eigen leven, vol groei en vernieuwing.'

7

'Een frisse wind waait door mijn leven, maar misschien wel wat te hard. Een frisse wind waait door mijn leven, maakt me stuurloos en verward.'
Jurk (Zou zo graag)

Ik zit 's ochtends vroeg in de bus naar mijn werk wat te doezelen. Mijn iPod staat aan. Kort voordat ik mijn ogen open, weet ik plotseling waar ik op wacht en hoe het in elkaar zit. Tussen het moment van mijn ogen dicht en weer open, weet ik opeens dat ik niet zomaar op een hond of een huis wacht, maar op míjn hond en míjn huis. Dat inzicht maakt een wezenlijk verschil. Mijn hond loopt al ergens rond, we hebben elkaar alleen nog niet ontmoet. Op een hond wil ik niet wachten, maar op mijn hond wel. En zo is het ook met het huis, dat er al staat, maar nog niet door mij bewoond is. Van deze gedachte word ik rustig.

Een dag later kruisen Tirza en ik plotseling elkaars leven. Tirza, een mooie lieve zwarte labrador, is een week later al mijn hond. Het lijkt alsof we elkaar al ons hele leven kennen, zo goed gaat het samen. Kort daarna komt er ander verlossend nieuws: we hebben een huis. Het huis, waar Roos en ik een maand later zullen gaan wonen, overtreft ons beider verwachtingen. Het ligt binnen de ring van Amsterdam en ik kan lopend met Tirza naar mijn werk. Het huis heeft een woonkamer, een erker waar we een slaapkamer van maken en nog een slaapkamer, met openslaande deuren naar het balkon. Het huis heeft bovenal die ene luxe waar Roos en ik niet omheen kunnen wanneer we het de eerste keer zien: het voelt als Thuis. Het huis omarmt ons beiden, als een warme deken. We hebben warmte nodig. Mijn bewondering voor het leven wordt met het uur groter: wat kan het leven goed voor alles zorgen. Dingen waarvan je de dag daarvoor nog niet wist dat ze er waren. Ik bewonder en bedank het leven om hoeveel het geeft, want zowel Tirza als het huis zijn cadeautjes waarmee ik intens verrast en blij ben. Het lijkt of Tirza en ik nooit zonder elkaar zijn geweest, zo goed zijn we op elkaar ingespeeld. En ook het huis is een bijzondere plek. Toen Roos en ik binnenkwamen, wisten we allebei dat dit ons thuis zou worden.

’s Avonds lig ik op bed in mijn studentenhuis en het voelt allemaal zo onwerkelijk. Er is ook een leeg gevoel. Ik voel me leeg door het nieuws over mijn uitzaaiingen, nu zo’n vijf weken geleden. Alle doelen waaraan ik me vastklampte, een huis en een hond, zijn nu weg. Het verlangen naar deze twee dingen gaf mij onrust, omdat ik voelde dat ik de zekerheden die zij boden in mijn onzekere leven nodig had. En nu zijn die zekerheden er en dat geeft rust. De keiharde waarheid – dat mijn leven nu allesbehalve een vaststaand feit is – komt harder binnen dan eerst. Ik heb nu zoveel rust, dat ik niet weet wat ik de komende tijd ga doen. Hoe te leven met het gegeven dat je niet weet hoelang, maar wel weet dat het niet zo lang is? Is dat leven tot de max en na een jaar kijken of en zo ja waar het schip strandt?

De blijdschap slaat om in een naar gevoel. Ik word met grote sprongen verder mijn volwassenheid in geduwd, de volwassenheid van het voeren van een eigen huishouden, het ultieme zorgen voor jezelf. Voor het eerst in mijn leven voel ik dat ik toe ben aan een eigen huis, maar tegelijkertijd verlang ik terug naar de tijd dat papa chocolademelk in de magnetron maakte, of dat mama mij instopte. Mijn kindertijd is allang afgesloten, maar ook nog zo dichtbij. Ik hunker soms naar iemand die voor me zorgt, die Tirza even uitlaat, die mijn boodschappen doet, mijn was. Iemand die de praktische zaken van mij overneemt.

Mijn studentenhuis was de plek die ik vervloekte om die eeuwige vieze studentenzooi in de keuken, maar ook de plek waar ik van hield omdat er altijd iemand thuis was. Het is de plek waar ik nu afscheid van neem, omdat mijn leven is veranderd. Van student ben ik veranderd in een ongeneeslijk zieke en ongeneeslijk zieken studeren niet, omdat je studeert voor de toekomst. En dus past deze plek niet meer bij mij, hoe graag ik het nu ook wil behouden als mijn plek. Het afscheid van het studentenhuis slaat niet alleen op mijn kamertje, maar ook op een definitief afscheid van het leven van zo-even. Ik adem in, ik adem uit. En nogmaals adem ik in en adem ik uit. De rust keert terug. Mijn nare gevoel verdwijnt en ik val in een rustige slaap.

De vraag die me de volgende dag nog bezighoudt, is deze: 'Wat ga ik doen?' Het is één van de vragen die me in deze tijd het meest gesteld worden, zowel door vrienden als door onbekenden die benieuwd zijn hoe ik mijn laatste dagen ga invullen. Ik weet inmiddels dat ik de vraag nooit zou stellen aan iemand die net te horen heeft gekregen dat ze niet lang meer te leven heeft. Hoezo, wat ga je doen? Is dat belangrijk? De vraag confronteert me met mijn eigen rust voor mijn komende tijd. Ik heb geen lijst met dingen die ik per se wil doen.

Als ik met Daan op het grasveld in het Vondelpark zit en geniet van de zon en van Tirza aan mijn voeten, zeg ik: 'Het is bijna beangstigend om zoveel rust te hebben in alles wat ik doe. Als ik groenten aan het snijden ben op mijn werk, denk ik: is dit het dan? Is dit hoe ik mijn laatste dagen op aarde doorbreng? De vraag die mensen mij stellen, maakt me onrustig. Het is alsof ik naar Brazilië moet vliegen, grootse plannen moet maken en alles op alles moet zetten om zo veel mogelijk ervaringen op te doen.' Ik pauzeer even, terwijl ik een balletje weggooi over het gazon. Tirza rent erachteraan. Ik schiet in de lach.

'Onrust vanwege de rust die je hebt, ja het kan allemaal. Het enige wat ik voel als ik hier lig – met jou, op het gazon – is dat het geluk in kleine dingen zit. Vlieg ik naar Brazilië, dan krijg ik niet meer de vraag wat ik ga doen de komende tijd. Beseffen mensen niet dat het leven voor mij daar hetzelfde zal zijn?'

'Het gaat er niet om wat andere mensen denken, het gaat erom wat jij voelt,' zegt Daan.

'Dat weet ik ook wel, maar de vraag confronteert me met mijn eigen keuzes. Eigenlijk is het mooi dat ze mij deze vraag stellen, omdat ik mij dan bewuster word van de keuzes die ik maak. Doordat zij deze vraag aan mij stellen, zeg ik bewust dat ik inderdaad groenten wil snijden en in het Vondelpark wil genieten van de zon.' We zijn even stil.

‘Doordat ik geen lijst meer heb die ik af moet strepen, heb ik rust om de gebeurtenissen te laten komen zoals ze zijn. Ik zie deze tijd als een soort sabbatical, een tussenjaar, met een letterlijk einde. Het besef van het einde geeft een enorme kracht. Ik besef dat ik seizoenen beleef, die ik misschien volgend jaar niet meer zie, waarvan ik nu alleen maar kan hopen dat ik ze nog een keer mee mag maken. Dat gegeven maakt dat ik wel moet genieten van deze tijd. Wanneer de sneeuw valt komende winter, geniet ik van de sneeuw, misschien is het wel mijn laatste winter. Wanneer de lente komt en de vogels weer gaan fluiten, dank ik het leven dat ik de vogels mag horen fluiten. Wanneer de zon weer gaat schijnen, voel ik de warmte in mijn lijf. En wanneer dan de bladeren vallen, ben ik dankbaar voor de herfstkleuren, de keer van de natuur. Dit voelt als extra tijd, de verlenging van de finale. Net zoals iedereen zou doen in de finale van het wereldkampioenschap, geef ik alles om te winnen. Winnen staat voor mij voor genieten. Leven, ervaren, leren, groeien, dromen en doen. Het leven dat ik nu leid, het gevoel van extra tijd, lijkt alles in te kleuren. Alles krijgt een gouden rand.’

De zon komt tevoorschijn vanachter een wolk en zet ons in het volle licht.

‘Wat zo beroerd is aan het leven,’ zegt Dorien als ze een dag naar Amsterdam komt, ‘is dat alles al vast lijkt te staan. Toen ik vier jaar was ging ik naar de basisschool, daarna naar de middelbare school en nu zit ik op de universiteit. Ik heb allang een relatie, dus hierna ga ik samenwonen en na mijn master krijg ik een goede baan. Dan ben ik rond de dertig en gaan we een gezin stichten. Ik werk tot ik zeventig ben.’

Ben ik even blij dat ik die beslommeringen niet heb, denk ik opgelucht. Ik had graag verder willen leven, maar nu het niet zo is, kan ik ergens opgelucht zijn dat ik niet een tachtig jaar lang saai leven hoef te hebben. Ik kan immers alles van mijn leven vinden, behalve dat het saai en voorspelbaar is. Mijn leven wordt gekleurd door innerlijke haast. Uiteindelijk is geduld een betere raadgever dan haast en de les die ik uit mijn eerste keer kanker kan halen zit 'm dan ook niet per se in de haast, maar meer in de drang om alles uit het leven te halen. De haast in mij kleurt mijn leven op een mooie manier, maar soms is het ook weleens vermoeiend. Als mijn lichaam moe is, pijn doet, niet goed voelt, zou ik een dag rustig aan moeten doen, maar mijn geest wil altijd door.

8

'There's a storm on the streets, but you still don't run. Watching and waiting for the rain to come. And these words wouldn't keep you dry.'
Hurts (Silver Lining)

Natuurlijk heb ik mijn mindere momenten. De momenten dat ik alleen ben en te veel nadenk. Van te veel nadenken is een mens volgens mij nog nooit beter geworden. Op dat soort momenten wens ik dat het leven is zoals vroeger, dat het nog vol is van onschuld. En op dat soort momenten, die gelukkig niet vaak voorkomen, vrees ik mijn dood. Door de uitzaaiingen in mijn longen zal ik waarschijnlijk op een langzame manier overlijden, doordat ik steeds minder lucht zal krijgen. Het voelt alsof ik leef met een zwaard van Damocles boven mijn hoofd. Alsof de man met de hamer elk moment op mij in kan hakken. Alsof ik leef op de toppen van mijn kunnen, maar het dal in zicht is. Vaak heb ik het gevoel dat ik het aankan en dat het daardoor draaglijk zal zijn. Op andere momenten overvallen mij de zorgen. Dan denk ik terug aan nog niet zo lang geleden, toen ik op mijn studentenkamer zat te studeren. Ik verlang dan naar het zorgeloze, gemakkelijke leven van toen. Elke dag en elk leven heeft zijn eigen zorgen en die had ik toen ook, maar vergeleken met nu waren ze van een heel andere orde. Alle momenten moeten geplukt worden, maar zonder het plukken van de moeilijkste tijden, kan ik geen gelukkige momenten oogsten. Ik moet erdoorheen, om los te laten en bovenal om te leven. En ik leer, ieder moment weer: niemand weet wanneer ik doodga.

Soms fantaseer ik over die dag. Het lijkt me prachtig om te sterven in een nacht waarin er veel sterren aan de hemel staan en mijn hart gewoon ophoudt met kloppen. Ik hoop, wellicht uit angst voor lichamelijk lijden, dat ik snel kom te overlijden, omdat ik op dat moment klaar ben om te gaan. Het zou idealiter precies zo zijn als ik in het leven sta: middenin, ten volste genietend, rustig, zonder bewust afscheid, omdat de overgang naar de hemel vanaf de aarde uiteindelijk niet groot is. Daarom besef ik dat doodgaan geen werkwoord is. Ik doe het elke dag: ik ga langzaam dood, delen van mij zijn al afgestorven op het moment dat ik de toekomst voorgoed verliet. Elke dag sterven er stukjes in mij. Stukjes toekomst, stukjes dromen. Flarden van jeugd. Scherven van oud willen worden. Groeiende tumoren die mijn tijd op aarde langzaam opeten. Mijn lichaam dat van zich laat horen en mij vertelt dat ze gehoord mag worden. En toch kan ik het proces niet versnellen. Ik kan me er alleen maar aan overgeven, genieten van het leven, leven zoals ik dat wil. En weten en voelen dat ik niet alleen ben. Het geeft rust voor de tijd die gaat komen.

Op de momenten dat het lichamelijk minder wordt, wil ik mij mentaal voorbereiden. Daarom plan ik een gesprek met mijn nieuwe huisarts in Amsterdam. Sinds ik hier ben gaan studeren, heb ik mijn huisarts in mijn oude woonplaats aangehouden, maar nu ik hier blijf wonen zal ik hier een huisarts moeten hebben.

Ik ga alleen. Ik kan aan mijn huisarts merken dat hij enigszins verward is door de jonge vrouw die alleen tegenover hem zit. De eerste tien minuten is het een gesprek van wederzijds aftasten. Wie hebben we tegenover ons zitten? Mijn huisarts neemt eerst het woord 'dood' niet in de mond, tot ik er zelf over begin. Ik benoem het liefst alles.

Hoewel het niet in mijn aard ligt om mijn huisarts bij de eerste ontmoeting aan te spreken met 'je', wil ik een informele band met hem opbouwen. Hij is toch degene die bij mijn sterfproces betrokken zal zijn.

'Hoe sta je tegenover euthanasie?' vraag ik hem nadat we kennis hebben gemaakt. Hij vertelt dat de praktijk waar ik patiënt word geen gewetensbezwaren kent. Er zijn meerdere opties. Ik kan gaan voor palliatieve sedatie, waarbij een moment wordt bepaald dat ik niet meer verder kan en langzaam zal inslapen.

'Op het moment dat ik je extra slaapmiddelen toedien, weten we beiden dat je niet meer wakker zult worden.'

'Maar wat is dan het verschil met actieve euthanasie? Want in beide gevallen komt het moment dat jij mij medicijnen geeft waardoor ik niet meer wakker word.'

'Het grote verschil is dat je voor actieve euthanasie zelf in je volle bewustzijn moet kiezen voor het mómént dat het gaat gebeuren. Op die manier doodgaan is een proces. Je kunt niet plotseling zeggen, of eisen, dat je dood wilt. Daar loopt een weg naartoe, die we met elkaar aftasten en bepalen.' Hij blijft even stil. 'Niet dat jij daar je besluit van moet laten afhangen, maar ik moet mij verantwoorden bij de officier van justitie, mocht je kiezen voor actieve euthanasie. Palliatieve sedatie is meer regulier; dat komt vaker voor, maar nogmaals, als we blijven communiceren is alles mogelijk. In jouw ziekteproces zie ik geen bezwaren tegen actieve euthanasie.'

'Ik weet nog niet goed wat ik wil. Ik hoop dat actieve euthanasie niet nodig is. Ik geloof dat dat deel van het leven niet te plannen is.'

'Op wie kun jij terugvallen hier in Amsterdam?'

Dit moet een vreemde situatie zijn voor de man tegenover mij. Een negentienjarige die komt praten over zaken als euthanasie en die zojuist heeft besloten op zichzelf te gaan wonen in een vreemde stad. Ik denk na over zijn vraag. Mijn ouders zijn er altijd geweest en zij zullen er altijd voor me zijn. Mijn broers zullen altijd naar mij toe komen crossen. Door de achterwacht die ik heb, kan ik deze keuze maken om nu op mezelf te gaan wonen, zonder het ooit alleen te hoeven doen.

Eerder die week belde Jim mij op. 'Lau, hoe gaat het? Kun je het allemaal *handlen*?'

De grote dingen in mijn leven kan ik overzien. Mijn weg naar de dood kan ik inkijken, mijn weg in het leven ook. Maar de kleine dingen verlopen niet altijd soepel. Boodschappen doen kan een enorme opgave zijn, omdat ik me dan op iets kleins moet concentreren, terwijl ik me het liefst focus op de grote dingen.

'Het gaat goed, broer. Alleen ik ben soms zo moe. Ik kan het aan, maar ik ben soms veel te zelfstandig. Ik ben zo blij dat ik hier zit, maar soms verlang ik naar iemand die mijn bed opmaakt, mijn ontbijt koopt, die de was doet en Tirza eens uitlaat. Als ik het uitspreek klinkt het kleinzerig, maar die kleine dingen zijn soms juist te veel.'

Jim blijft even stil. 'Ik ben blij dat je het zegt, want je weet dat wij er voor je zijn en dat ik dat soort dingen bijvoorbeeld helemaal niet zie, maar wel voor je wil doen.'

'Ja, dat weet ik ook wel, alleen is mijn eigen zelfstandigheid een struikelblok. Ik wil niet weer de controle uit handen geven, zoals ik dat vier jaar geleden heb gedaan. Ik wil niet dat papa mijn billen wast en dat mama mijn ontbijt klaarmaakt. Ik wil niet weer een vraag neerleggen, omdat ik nu weet dat ik dan niet meer zonder kan.' Ik ben even stil. Mijn zelfstandigheid is zowel mijn kracht als mijn zwakte.

'Ik ben gewoon bang om mijn eigen leven te verliezen, als ik jullie hulp eenmaal ga inroepen. Op het moment dat ik het juist heb opgebouwd,' fluister ik.

'Ik kan alleen maar voor mezelf spreken, ik wil graag voor je zorgen, maar ik snap dat je daar nog niet aan toe bent.'

'Ik wil niet gezien worden als zwak, door hulp te vragen voor kleine dingen als boodschappen doen.'

'Vind je dat zwak?'

'Ik ben op het punt dat ik weet dat het zwak is om geen hulp te vragen, maar ik voel het als een zwakte omdat ik die dingen het afgelopen jaar wel zelf kon.'

'Maar de situatie is veranderd, Lau.'

'Het is misschien wel sterk om hulp te vragen. Misschien vraag ik het onmogelijke en hoop ik dat jullie het zien en tegen mij zeggen, in plaats van dat jullie mij zover krijgen dat ik het zeg. Ik denk namelijk dat dat wel even duurt voordat ik dat zelf aangeef.'

'Ik ben er voor je, lieverd.'

Ik denk terug aan het telefoongesprek en aan mijn lieve ouders die elke dag contact met mij opnemen.

'Mijn ouders zijn een enorme steunpilaar voor me en ik kan altijd een beroep op ze doen. Ook mijn broers komen vaak naar mij toe. Verder natuurlijk mijn huisgenoot en andere vrienden hier in Amsterdam. Mijn ouders hebben aangegeven dat zij de zorg voor mij willen dragen. Verder zou ik het liefst thuisblijven als ik echt ziek word, zijn daar mogelijkheden voor?'

Hij bespreekt de mogelijkheden van een hospice en van thuis overlijden. Met Roos heb ik het al over het thuis overlijden gehad. Op een middag, met de kaarsen aan en een kop thee, bespraken we het moment van mijn overlijden. Ik begon erover, omdat ik anders een keertje in een hospice zou willen kijken.

'Hoe sta jij er eigenlijk tegenover dat… ik hier kom te overlijden? We weten allebei dat we ons hier thuis voelen, maar een huis is voor de levenden en het leven ook. Het is daarom voor mij veel belangrijker dat jij verder kunt dan dat ik thuis kan sterven.'

'Maar zou jij graag hier willen sterven?' Ik schudde mijn hoofd.

'Nee, ik ben gelukkig als ik weet dat jij na mijn overlijden door kunt. Dan maakt het mij niet uit waar ik sterf.'

'Misschien maakt het voor jou verschil dat ik de afgelopen week heb nagedacht en besloten heb hier niet te willen blijven wonen als jij bent overleden. Dit huis voelt als thuis en het is geweldig, maar het is ons huis en niet mijn of jouw huis. Omdat het zo van ons samen is, zou ik nooit willen dat iemand anders in jouw slaapkamer gaat slapen, dat iemand anders op de bank gaat liggen waar jij altijd lag,' zei Roos.

We bespraken mijn wens om thuis te overlijden en Roos concludeerde dat zij het zichzelf nooit zou vergeven als zij mij een paar maanden voor mijn overlijden het huis uit zou zetten.

'Alleen omdat ik dat niet aan zou kunnen, zou jij niet in je eigen huis mogen sterven? Dat doe ik dus niet,' zei Roos.

Ik moest lachen om haar directheid en voelde dat het goed was op de manier zoals alles goed was. Toen de kaarsen langzaam uitgingen, de zon al was ondergegaan en de wijnfles leeg was, hadden we allebei de rust om te slapen. Alles over dit onderwerp was nu gezegd, hoewel er nog vele momenten zouden komen waarbij dit besluit besproken kon worden, of eventueel kon worden herzien.

'Ik hoop dat ik thuis kan sterven,' zeg ik terwijl ik de huisarts aankijk. 'Ik hoop dat mijn huisgenoot dat aankan, haar geluk in dezen is voor mij mede bepalend, maar ik geloof dat het geen probleem is. We hebben het al besproken.'

Aan het einde van het gesprek bedank ik mijn huisarts voor zijn openhartigheid. Even later plof ik met Tirza en een kop thee op mijn balkon. Er is veel om over na te denken, om aan te voelen hoe ik het wil. Want dát ik erover wil nadenken, staat voor mij vast. Het laatste stukje leven valt niet te plannen, maar ik kan wel keuzes maken en nadenken over wat ik wel wil en wat vooral niet. Gevoelsmatig heb ik weinig met actieve euthanasie. Ik vind namelijk dat de dood niet iets is om te plannen. Actieve euthanasie vind ik wat dat betreft een typisch gegeven uit de westerse maatschappij: plan een datum en een uur en wij regelen dat u doodgaat. Al wil ik daarmee niet ontkennen dat het voor velen een uitkomst kan zijn. Ik denk dat doodgaan net zoiets is als geboren worden: het moment komt voor iedereen, maar het valt niet te plannen.

Toch zou palliatieve sedatie misschien ook niet bij mij passen, denk ik terwijl ik van mijn thee nip. Ik maak al mijn keuzes graag bewust en ik maak de dood wanneer die komt ook graag bewust mee. De dood zal ik aankunnen, omdat op het moment dat mijn hart stopt met kloppen ik in een nieuwe, prachtige wereld ontvangen word. Om door middel van morfine geen pijn meer te voelen, lijkt me prettig op de weg naar de hemel, maar om door de morfine en slaapmiddelen ver weg te zijn van mijn bewustzijn en mijn familie, dat lijkt me een gemis.

9

'You are so beautiful, to me. You are so beautiful, to me.'
Joe Cocker (You are so beautiful)

De dagen gaan door en alles lijkt in een stroomversnelling te komen. De tijd die zo snel gaat, maakt dat ik keuzes moet maken over hoe ik mijn tijd besteed. Ik schrijf veel, ik laat Tirza uit, ik spreek af met hartsvriendinnen. Ik bereid mijn afscheid voor en leef volledig in het moment, maar ook volledig in het afscheid.

Ik heb Dorien gevraagd of zij met mij kleding wil kopen voor mijn begrafenis. 'Ik wil een mooie jurk, misschien wel eentje die ik alleen zou kopen voor een gala, of gewoon toch zoals ik zelf wel vaker draag. In ieder geval wil ik vrouwelijk de kist in, met een jurkje, pumps en sieraden,' zeg ik tegen Dorien.

En zo gebeurt het, Dorien gaat mee op de speurtocht naar het perfecte jurkje. Na wat vergeefse pogingen bij Zara en

Hennes & Maurits komen we bij de Negen Straatjes. We lopen een klein winkeltje binnen. Hier gaat het gebeuren, weet ik als ik naar binnen loop. Mijn favoriete restaurant in Amsterdam kijkt uit op dit winkeltje, maar het was me nooit eerder echt opgevallen. Gisteravond, toen ik een dessert in het restaurantje ging halen, viel het jurkje in de etalage mij ineens op: roze, oranje, groen, blauw, witte accenten en bloemen. Bij de hals zat een gouden rits, tot net onder de boezem. Ik zag het en wist dat dit het jurkje moest worden.

Het zaakje is klein en knus. Dorien en ik zijn de enigen in de winkel. Het meisje achter de kassa begroet ons. De sieraden hangen in een bloesemboom en de jurkjes hangen links en rechts in kledingrekken. We kijken even rond en pakken een aantal jurkjes: een zwarte van fijne zijde, een zwarte van glimmende stof en een ceintuur van kralen, het jurkje uit de etalage en een oranje met stiksels.

Het meisje dat bij de kassa stond, komt naar ons toe. Ik schat haar op een jaar of vijfentwintig. Ze heeft kort, zilver geverfd haar en een open gezicht. 'Kan ik jullie helpen?'

'Ik ben op zoek naar een mooi jurkje, waarvan de mouwen over mijn schouders vallen. Ik heb er al een aantal gepakt, maar misschien heb je nog suggesties?'

'Is het voor een speciale gelegenheid?'

'Ja, het is voor een speciale gelegenheid. Het jurkje moet vrouwelijk, chique en toch ook subtiel zijn.' Ze geeft me nog een aantal jurkjes en ik begin met passen. De zwarte jurkjes vallen snel af, omdat ze mijn lijkbleke huid nog bleker zullen laten lijken. Dorien maakt foto's van alle outfits die ik aan heb.

'Mag ik vragen wat voor gelegenheid het is?' vraagt het meisje. Mijn gezicht kleurt in de spiegel. De sfeer in het winkeltje voelt goed. Ik besluit om eerlijk te zijn.

'Het klinkt misschien raar, maar ik ben kleren aan het uitzoeken voor mijn eigen begrafenis.' Ze blijft even stil.

'Jeetje, ben je ziek?'

'Ja, ik heb te horen gekregen dat ik ongeneeslijk ziek ben en ik wil graag mijn eigen kleding voor de uitvaart uitzoeken.' Ik kom het pashokje weer uit met het jurkje uit de etalage. Het is prachtig, kleurrijk, subtiel en helemaal ik. Het gouden ritsje aan de voorkant maakt het jurkje extra speciaal. Onder mijn boezem zit een elastieken band. Daaronder loopt het jurkje weer iets wijder uit.

Ik loop dichter naar de spiegel toe. 'Het is prachtig,' fluister ik. Ik ga met mijn hand langs mijn hals. Hier zou een subtiel gouden kettinkje heel mooi passen. Het meisje komt naar me toe met een dun kettinkje van goud. In het midden zit een kleine cirkel van hetzelfde goud.

'Ik heb dit ook nog met een zeshoek, of met een steentje erin.' Ik kijk naar het kettinkje. Het is perfect.

'Nee, geen zeshoek. De cirkel vind ik prachtig, de symboliek is zo mooi.' Ik doe het kettinkje om en het jurkje is helemaal af. Hier zie ik mezelf in liggen en het gekke is dat het niet eens een beladen idee is.

'Ik ben zelf ook ziek geweest. Het lijkt me raar om te weten dat je echt zult overlijden.'

'Ja dat is heel vreemd, maar gelukkig ben ik nu wel in goede gezondheid en kan ik dit soort dingen doen,' zeg ik.

Ze vertelt dat ze driekwart jaar geleden een behandeling tegen kanker in haar lymfeklieren heeft afgerond. Het gaat inmiddels beter met haar, maar ze heeft nog altijd last van de behandelingen. Ik vind het bijzonder dat ik juist zo iemand tref tijdens mijn zoektocht naar begrafeniskleding. Ze lijkt te snappen wat ik wil en waarvoor ik hier kom. Dit is een meisje dat weet waar het leven over gaat.

'Ik zie bij jou hoe dit soort dingen niet meer beladen zijn als je er eenmaal mee bezig bent,' zegt ze. 'Toen ik wist dat ik kaal zou worden, ben ik allerlei pruikenwinkels langsgegaan op zoek naar een mooie pruik. Ik heb een paar mooie dagen gehad en ik vroeg me weleens af of ik wel doorhad waar ik mee bezig was.'

Ik knik. Dorien en ik hebben nu ook geen beladen dag, terwijl we toch mijn laatste kledingset aan het uitzoeken zijn. Ik kan zelfs zeggen dat we gezellig aan het winkelen zijn.

Ik focus me weer even op de kleding. 'Het is misschien ook mooi als het kettinkje in een oneindigheidsteken is, in plaats van een cirkel,' zegt Dorien. Het meisje loopt naar achter in de winkel en komt even later terug met een ring.

'Deze hebben we net binnengekregen. Het zijn gouden ringen met een oneindigheidsteken.' We zijn alle drie even stil. Ik schuif het ringetje om mijn vinger. Samen met de cirkel aan mijn ketting is dit de perfecte symboliek voor mijn begrafenis.

'Nu hoef ik alleen nog maar pumps,' zeg ik tegen Dorien. 'Op hoge hakken de hemel in.'

Ik bedank het meisje achter de kassa. Alles moest vandaag zo zijn: het jurkje in de Negen Straatjes, een van de heerlijkste buurten in Amsterdam, het kettinkje dat subtiel maar heel mooi is, de ring die toevallig net is binnengekomen en het meisje dat ons hielp. Zelfs de kleur van het jurkje en de bijpassende sieraden zijn perfect, denk ik terwijl ik de winkel uitloop.

10

'That's why I want you to know: I'm starting with the man in the mirror.'
Michael Jackson (Man in the Mirror)

In mijzelf huizen meerdere soorten vreugde en meerdere soorten verdriet. Zonder schizofreen te willen klinken, ervaar ik dat ik in die lagen van verdriet rouw om verschillende delen van mijzelf die ik achterlaat. De personen die ik ben in dit leven – vrouw, dochter, zus, Laura, student, collega, vriendin, een ziel, een lichaam, een geest, een engel zonder vleugels – hebben ieder hun eigen emoties.

Voor de engel zonder vleugels is het niet moeilijk om binnenkort dood te gaan, omdat zij verlangt naar vleugels die ze uit mag slaan, naar het witte licht waar ze thuishoort. Zij kan alleen maar uitzien naar de tijd die komen gaat, het intense gevoel ervaren dat ze met zich meedraagt, elke ochtend als ze wakker wordt. Zij is klaar met dit leven en verlangt naar een plek in het vredige koninkrijk dat hemel heet. Zij wist vanaf haar vijftiende dat kanker een groot thema zou blijven in haar leven. Ze vindt het leven hier soms zwaar, omdat het lichaam dat ze dragen moet zwaar aanvoelt, en de wereld vol oorlog is, vol grote emoties en vol armoede in de geesten van de mensen. Ze wil zich richten op het hemelse licht, op rijkdom van de geest, op vreugde, vrede en liefde.

De studente is degene die pas tot leven is gekomen in september 2012, toen ze in een omgeving terechtkwam die verdacht veel leek op de wereld waar ze zich thuis zou kunnen voelen. De studente paradeerde door de universiteit, met haar hakken, jurkjes en de boeken in haar tas. Ze had een enorme drive: om zeven uur 's ochtends liep ze al naar de bibliotheek, of ging ze thuis achter haar bureau zitten. De studente had weinig tijd om te slapen, of om andere dingen te doen behalve studeren. Dat was wat ze wilde. De studente bedacht iedere dag opnieuw hoe speciaal die dag was, en had zichzelf ingeprent dat ze na de kanker het beste uit het leven en uit haar ambitie moest halen. Dat betekende dat ze hard wilde werken voor haar idealen. De studente had een toekomst voor zichzelf uitgestippeld die nog alle kanten op kon: een uitdagende baan in een veilinghuis, een baan als conservator bij het Rijksmuseum, een baan in het buitenland. Met een tweede studie, politicologie, zou ze een combinatie kunnen maken die noodzakelijk was voor de wereld, namelijk een nieuw beleid voor de kunstsector schrijven met oog voor politieke mogelijkheden. Ze zou het gaan maken, eerst in Den Haag, dan in Brussel en vervolgens bij de Verenigde Naties, waar ze uiteindelijk, vlak voor haar pensioen, een brug wilde gaan slaan tussen universele mensenrechten en kunst.

De studente voelt zich beroofd. Ze voelt zich beroofd van haar idealen, haar ambitie, haar mogelijkheden. Deze persoonlijkheid huilt om wat in april gestopt is. Deze persoon huilde toen ze met Tirza een bezoek bracht aan een college over illusie in de kunst. De ambitieuze studente liep daar immers nog niet zo lang geleden, zonder hond, zonder kanker, met ambities, met toekomst. Maar dat was vroeger. Ze kan wel blijven huilen en het is ongelofelijk hoeveel verdriet de studente heeft over het ontbreken van een toekomst.

Mijn lichaam is blij dat ze mag gaan, maar laat nog even horen dat ze aanwezig is: ze doet pijn, is moe, voelt uitgewoond en allesbehalve twintig jaar jong. De zorg voor haar valt me soms zwaar. Alsof ze een klein kind is voor wie ik zorg moet dragen, eentje dat jengelt als ze te laat naar bed gaat, dat huilt als 's ochtends de wekker gaat, eentje dat koud is, pijn heeft. Een kind dat om de drie uur vraagt om rust. Ja, een zware last is ze. En dan te bedenken dat ze een vreemde voor me is. Hoe lang ken ik haar nu: negentien jaar. Is dat niet voldoende om te weten wat er speelt? Waarom voelde ik me topfit toen ik uitzaaiingen had? Waarom voel ik nu buikpijn, waarom val ik zomaar flauw? Waarom word ik 's nachts wakker van de pijn in mijn benen, die van mijn lijf lijken te branden? Ik weet het niet. Ik weet niet wat er zich afspeelt in mijn lichaam. En toch, lief lichaam, ben ik van je gaan houden. Ik ben van je gaan houden, omdat ik weet dat je huilt om alles wat je mijn jonge geest niet geven kunt. Ik weet dat je in tweeën scheurt als ik je vertel dat mijn levenslustige geest eigenlijk op zoek is naar een nieuw lichaam. Ik weet dat je me nooit opzettelijk zoveel pijn doet. Ik weet dat je van mij houdt en dat ik van jou houd.

Ik snap je niet, maar kan je bewonderen om je schoonheid. Jouw volmaaktheid, jouw perfectie. Ik kan je bewonderen vanwege de smachtende blikken van mannen op een terras, voor je lange benen die met hakken extra mooi uitkomen, voor je armen, voor je lange vingers, voor je gezicht, voor je verhoudingen. Om je mooie huid en voor je ogen. Omdat je altijd de mijne bent gebleven. Dat je mijn ouders naar mij kunt laten verlangen, door de aanraking die jij in je cellen opsloeg toen ik jong was, of van een kus van nog niet zo lang geleden.

Altijd is er wel iets dat pijn doet: dan weer mijn schouder, dan weer mijn arm waar de pijn naar uitstraalt, of mijn buik die niet veel voedsel meer kan hebben, mijn benen die me niet meer dragen kunnen. Ik geloof dat mijn lichaam blij is met de bevrijding die haar te wachten staat, dat ze blij is dat het hart bijna mag ophouden met kloppen. Voor haar voelt het alsof ze al oud en versleten is. Maar zeker weten doe ik dat niet, omdat ik de connectie met mijn lichaam ben kwijtgeraakt.

Bij de zus en de vriendin staan de menselijke relaties centraal. Zij voelt het verdriet van iedereen om haar heen. Ze ziet het verdriet in de ogen van de anderen als ze vertelt dat haar lichaam pijn heeft, omdat niemand haar dat toewenst. Ze heeft het soms moeilijk, omdat ze door de pijn in de ogen van haar liefsten soms voorzichtig is met het delen van al haar verdriet. Zij kan de gevoelens van iedereen om haar heen bepalen. Zij bepaalt de agenda, zij bepaalt de momenten. Zij opent, zij doet dicht. En daar is ze zich van bewust. Zij weet dat ze niet altijd kwetsbaar kan zijn, omdat haar kwetsbaarheid iedereen om haar heen aantast, kwetsbaar maakt, verdrietig. Toch leert ze steeds vaker haar kwetsbaarheid te delen.

Doordat zij de sfeer bepaalt, bepaalt zij ook hoe die kwetsbaarheid wordt opgepakt. Ze laat duidelijk zien waar ze staat en weet hoe ze haar grenzen aan moet geven.

De vrouw in mij weet niet wat ze ervan moet vinden. Ze had langer willen leven om grote liefdes, verwoede zoenpartijen en een prins op het witte paard mee te maken. Ze mist het contact van een hand die haar streelt en van iemand die om haar geeft, buiten haar familie en vriendinnenkring om. Het vrouwelijke lichaam verlangt naar liefde, maar ik weet wat ik wil: ware vriendschap, niet gebaseerd op lust, maar op liefde en wederzijds respect. De vrouw in mij heeft zich noodgedwongen neergelegd bij het feit dat er geen romances, zoenpartijen of prinsen komen. Want liefde mag dan geen houdbaarheidsdatum kennen en liefde en doodgaan zouden samen moeten kunnen gaan, maar ik wens geen partner meer naast mij. Ik ben te graag op mezelf en heb een te rijk sociaal leven om nu nog iemand dichtbij te laten komen. De vrouw in mij is verdrietig, maar snapt mijn besluit. Ze prijst zich nu gelukkig, want ze houdt van haar vrouw-zijn. Zij houdt van haar garderobe, vindt het fantastisch om met hakken over straat te gaan. De vrouw in mij viert elke dag feest. De vrouw in mij houdt van haar gevoeligheid, haar vrouwelijke *touch*.

De dochter wil graag kind zijn. Ze wil verzorgd worden door haar ouders, zoals dat vroeger ging. Ik verlang naar de zorgen van mama, naar haar handen, haar zachtheid. Ik verlang naar de manier waarop ze mijn handen insmeert, zoals alleen zij dat kan. Ik verlang naar een massage, naar een kus. Ik verlang naar papa die mij raad geeft en mij knuffelt. Ik hoop een keer mijn keukenkastje open te trekken en de ingrediënten voor de taart aan te treffen die papa altijd maakte als ik een weekend bij hem was.

Mijn ouders kunnen veel doen, mij liefde sturen, zijn wie ze zijn. Ik verlang van hen het onmogelijke, want ik verlang enerzijds dat zij mij loslaten op mijn weg naar de dood, omdat ik voel dat ik die weg alleen moet bewandelen. Anderzijds verlang ik hun toenadering. Hun zorg, hun liefde, hun aandacht, hun gesprekken en hun wijsheid. Ik verlang ernaar dat zij om mij heen staan om mij weg te dragen. Geen zorgen hebben om mij, maar mij laten gaan tot aan het oneindige. Ik verlang naar hun zachte handen, de armen van mijn ouders die mij dragen.

11

'Brothers and sisters feel fine. It's the time of your lives, it's the time of your lives. (...) And it's me they're looking for. And it's me, I will never survive. But we'll be around some more.'

Coldplay (Brothers & Sisters)

Ik beleef de dagen waarvan ik een tijd geleden nooit had kunnen weten dat ze zouden komen. Mijn lichaam is vermoeid en doet pijn, maar is nog niet op. Het is mijn geest die soms aangeeft dat het genoeg is. Het zijn niet de fysieke mankementen, het is de ziel die snakt naar een hap zuurstof. Doordat een planning mij benauwt, is het constant een verrassing dat ik weer even te leven heb. En er is nog veel te doen de laatste maanden. Schrijven, sociale contacten, mijn werk en de zorg voor mijn lichaam.

Ik heb geen concreet doel meer in dit leven. Ik wil enkel nog zijn, maar is dat mij genoeg? Met alle ambities die ik had, maar moest laten schieten, blijft er weinig over om voor te gaan. Het geluk kan ik vinden in een gebrek aan tijd. Het verdriet in te veel tijd, omdat ik soms niet weet hoe ik het in mag vullen. Mijn leven staat sinds half april 2013 in het teken van doodgaan, met alle gevolgen van dien. Ik doe ongeschoold werk, heb mijn studie in de ijskast gezet, ik woon in een huis dat mijn laatste huis is, ik heb een prachtige hond omdat ik binnenkort doodga. Mijn begrafenis is geregeld en mijn verklaring voor een behandelverbod ligt in mijn dressoir. Dat zijn alleen de praktische zaken, de buitenkant. Wat gedacht van de innerlijke processen die elke dag opnieuw beginnen? Iedere dag is een cadeau, maar elke dag opnieuw gaat het leven door met de gedachte dat alles voor het laatst kan zijn. Elke dag opnieuw is er kanker, elke dag opnieuw is er de dood. Niets in mijn leven is duurzaam, omdat ik al mijn toekomstige schepen verbrandde op 18 april, de dag van de diagnose. Sindsdien stortte ik mij op het nu, met elke dag de dood als hoofdthema. Het kan en mag elke dag voorbij zijn. Ik ben er klaar voor.

Maar ben ik ook klaar voor het leven?

Wat als een scan mij nu vertelt dat het allemaal zo'n vaart niet loopt. Dat mijn niet-duurzame leven misschien vraagt om een toekomstvisie? Ik leef elke dag alsof het de laatste kan zijn. Maar wat als het nog lang duurt? Het is bizar te moeten leven met tumoren in je lijf, die je leven bedreigen, maar die nu nog niet groot genoeg zijn om dat te doen.

Ik besluit dat ik benieuwd ben naar de processen in mijn lichaam en dat ik een scan wil om te kijken hoe mijn gezondheid ervoor staat. De tumoren blijken minimaal te zijn gegroeid.

'Geniet van de tijd die je hebt,' zegt dokter Veenstra

als hij mij belt voor de uitslag. Maar hoelang is een mens in staat enkel te genieten? Misschien leef ik nog wel tien jaar?

Hoe vaak word ik geacht alles los te laten? Op mijn vijftiende werd ik ziek. Ik liet mijn vijftienjarige, onbezorgde leventje, achter mij, om dat in te ruilen voor een leven als ernstig zieke. Daarna ging het beter, maar ik moest mijn weg weer zien te vinden in het leven. Ik pakte het leven uiteindelijk op, in Amsterdam, toen ik voor het eerst weer een toekomstperspectief had. Nog geen driekwart jaar later moest ik datzelfde perspectief achterlaten. Het perspectief waar ik zó lang voor had gevochten, was plotsklaps weg. De dood, dat werd mijn toekomstperspectief. En nu, na een scan die laat zien dat de tumoren niet mega hard groeien, word ik misschien wel gevraagd de dood los te laten en een toekomst op te bouwen. Om die weer los te laten op het moment dat de tumoren mijn nabije toekomst écht gaan verzieken. Díé confrontatie ging ik in gedachten aan. Wat te doen met een langere tijd dan gedacht? Deze gedachte vloog me aan, gaf zoveel leegte, zoveel verdriet. Ik huilde om alles, ik huilde om de dagen, ik huilde om de nachten. Ik huilde om de maanden die maar verstreken en maar niet eindigden.

Na een paar dagen stond ik op met een hernieuwde daadkracht. Ik laat mijn geluk niet afhangen van dingen buiten mij om. Een arts die mij vertelt dat mijn tumoren groeien, maakt mij niet gelukkig, noch ongelukkig. Wanneer de tumoren in de toekomst harder gaan groeien, kan ik nog steeds mijn eigen geluk bepalen. Ik wil mijn geluk en kracht niet meer laten afhangen van iets waar ik geen invloed op heb. Die daadkracht schept ruimte. Het besluit dat kanker niet langer mijn vermogen om gelukkig of ongelukkig te zijn bepaalt. Ik laat de kanker los. Hij zal mij niet loslaten, maar mijn geluk niet meer bepalen.

Tijd is mijn grootste vijand. Mijn grootste vijand en mijn grootste angst. De angst dat het nog enkele jaren duurt voordat ik zal overlijden. Ik ervaar mijn leven als perfect. Dat is goed. Het klinkt simpel, omdat tijd bij niemand een leidraad zou moeten zijn voor het leven. Maar omdat ik constant bezig ben met de dood, leef ik niet echt.

Nu ik weet dat ik tumoren heb in mijn lichaam die niet heel hard groeien, durf ik langzaam weer meer te plannen. Ik word daar blij van. Ietwat onzeker plan ik een vakantie over een paar maanden. Het voelt onwennig. Maar de daadkracht zorgt voor een hernieuwde blik op mijn leven. De tumoren zijn hetzelfde, alles is hetzelfde, maar mijn ogen zien een andere wereld.

De plannen die Daan, Jim, Joep en ik maakten om gezamenlijk een tattoo te laten zetten en de Mont Ventoux te beklimmen, worden nu concreet gemaakt. Ik ben er nog, in redelijke conditie, dus we stellen het niet meer uit. Na een middag in de tattooshop, waarop ik vier voeten bij het oneindigheidsteken heb gevoegd, Daan een dubbel oneindigheidsteken – waaruit vier bladeren groeien als symbool voor ons vieren – op zijn borst heeft staan, Jim mijn naam met het oneindigheidsteken op zijn arm heeft laten zetten en Joep mijn naam in het oneindigheidsteken op zijn bovenarm heeft pronken, kunnen we opnieuw naar de Mont Ventoux.

Net als bij de Montour beginnen we aan de voet van de Mont Ventoux. Nu gaan we omhoog, in plaats van richting het noorden. Mijn broers lopen de berg op, ik rijd voor hen uit in de auto. Ik maak foto's wanneer ze een bocht om komen en zorg voor wat versnaperingen voor onderweg. Ik beloof mezelf een mooie dag.

We klimmen de berg op en genietend van het uitzicht herinneren we ons alles. De hoogtes, de dieptes, het delen van de liefde. De dromen, het durven, het doen. Ik voel de kracht van de berg, de rust die hij uitstraalt. Wat is hij prachtig, bijzonder en mooi. Wat geniet ik van hem, van zijn schoonheid, zijn kracht en de kracht die ik in mezelf voel opborrelen zodra ik in verbinding sta met hem.

Ik moet huilen als ik in mijn eentje vanuit Bedoin naar de top van de Ventoux rijd. De witte stenen stralen mij tegemoet en ik denk aan mijn leven, aan hoe vaak ik de Mont Ventoux nu gezien heb, en dat ik elke keer dat ik de berg zag zelf weer een andere vrouw was.

Alleen maar bijzondere momenten, want nu is hier het weerzien met de top van de Ventoux met champagne, kaarsen en drie prachtige mannen.

Het was speciaal mijn broers te zien naderen en hen te zien lopen in hun eigen tempo, hun teamgeest, hun gedaanten. Telkens als ik ergens stopte om hen te fotograferen of gewoon om naar ze te kijken, werd ik overvallen door een raar gevoel van trots. Soms liep Jim voorop, dan weer Joep, dan weer Daan. Vaak in gesprek, glimlachend, vol enthousiasme en vol energie. Ik zag het al helemaal voor me: zo zal het zijn als ik er niet meer ben. Dit gaan de verhoudingen worden als ik weg ben en zij met z'n drieën overblijven. Soms neemt de een de ander mee, dan weer andersom, maar het blijft altijd een prachtig team.

12

'I won't be the last. I won't be the first. Find a way to where the sky meets the earth.'

Eddie Vedder (End of the Road)

Op een avond loop ik een grote ronde met Tirza door het park. Het ruikt er naar pasgemaaid gras. Ik loop in de ondergaande zon en sluit mijn ogen terwijl ik rechtdoor loop. Om de tien seconden open ik ze weer, om te kijken of ik goed loop. Een glimlach vormt zich op mijn gezicht, de zon verwarmt mijn gezicht.

Ondanks mijn gesloten ogen stappen Tirza en ik flink door en we halen een man van middelbare leeftijd in met een bruine labrador. Tirza en de hond gaan spelen en de man en ik raken in gesprek. We hebben het over het trouwe karakter van labradors en de liefde die ze geven.

'Hoe oud is ze?' vraagt hij.

'Ongeveer anderhalf jaar.'

'Ik heb je hier nog nooit eerder zien lopen,' zegt hij.

'Nee, dat klopt. Ik heb haar nog niet zo lang.'

'Komt ze uit het asiel?' Ik wacht even voordat ik antwoord geef. De afgelopen tijd heb ik geleerd dat ik eerlijk wil zijn over Tirza's doel in mijn leven.

'Ze is mijn hulphond,' zeg ik.

De man reageert zoals de meeste mensen reageren: 'Wat interessant, heb je een cursus gevolgd om haar op te leiden?'

Bijna iedereen denkt dat ik haar opleid, omdat ik er niet uitzie als een hulpbehoevend iemand. Ik schud mijn hoofd. 'Nee, ze is mijn hulphond.' Ik leg de nadruk op 'mijn'.

'Haar opleiding is afgerond en daarna is ze bij mij gekomen.' De man blijft even stil. 'Mag ik vragen of je,' hij blijft even stil, 'hulp nodig hebt en waarvoor dan?'

'Ik heb uitgezaaide kanker. Sinds twee maanden weet ik dat ik ben uitbehandeld. Ik heb Tirza nu als buddy. Ik weet niet hoe ziek ik word, maar eventueel kan ze straks extra dingen voor me doen.'

Tirza en zijn hond spelen met elkaar, ze hoeven zich geen zorgen te maken over mensenzaken.

'Je lijkt me nog jong.'

'Ik ben negentien.'

'Mag ik je wat vertellen? Toen ik iets ouder was dan jij liet mijn hart het afweten. De artsen hadden me opgegeven. Ze hadden geen idee waarom mijn hart niet functioneerde. Ik had soms twee ernstige ritmestoornissen op één dag. De jongen in het ziekenhuisbed naast mij overleed. Op een gegeven moment ging het beter met mij, maar daarvoor heb ik het Licht gezien. Ik heb voor de poort gestaan, ik stond op het punt om te overlijden en ik overzag mijn hele leven. Misschien wil je het niet weten, maar het is prachtig daar, in de hemel. Je zult vrede vinden, echt vrede.'

Ik kijk naar de lucht, de immense lucht waaronder we lopen. Wat is het leven toch mooi en wat geeft het me veel, denk ik terwijl ik nog even een blik op de hemel werp.

'Dankjewel voor je prachtige boodschap,' zeg ik zacht, 'ik geloof ook in de poort en de vrede. Wat er ook gebeurt met mij, ik zal rust vinden als mijn lichamelijk lijden over is.'

13

'Here we are, we're still here. And what a beautiful mess this is.'
Jason Mraz (A Beautiful Mess)

Roos en ik zijn bezig met een film voor op mijn begrafenis. Hoewel het misschien nog lang niet zover is, wil ik bepaalde dingen nu al geregeld hebben, zodat ik dat op het moment dat ik daar geen energie meer voor heb niet meer hoef te doen. Ik hoef natuurlijk mijn eigen film überhaupt niet te maken, maar dat is iets wat ik wens. De keuze die ik maakte om ten volle te leven, gaat voor mij samen met het organiseren van mijn afscheid. Als ik de gedachten over mijn afscheid niet zou toelaten, zou ik niet de volle honderd procent kunnen leven op andere momenten.

Het leven en de dood versmelten steeds meer. Na wat brainstormen over de kleding, de locatie, maar vooral ook de inhoud, besluiten we de film te maken op basis van een interview, waarvoor we de vragen samen bedenken. Voor de rest zal het een terugblik worden op mijn leven, met foto's en waar mogelijk filmpjes. Ik wil er echt een verhaal van maken. Het fijne aan dit project is dat het zowel een mooie gedachte is dat ik iets te brengen heb op mijn eigen begrafenis, als wel dat het voor mezelf op dit moment fijn is, omdat nu ik mijn eigen archieven induik. Ik wil immers een mooi overzicht van mijn leven hebben.

Wanneer ik een keer alleen thuis ben, haal ik alle fotoboeken van mijn kindertijd tevoorschijn. Ik begin met mijn eerste fotoboek, van toen ik baby was tot en met mijn vierde jaar. De buitenkant is lichtblauw, met ouderwetse kinderwagens en bloemen op de voorkant. Het is een echt babyboek. Ik haal adem en sla het boek open.

Mijn boek begint met mijn geboortekaart. Ik zie vier paar voeten, waarvan het laatste goudgekleurd is. Aan de binnenkant staat: 'De toekomst ligt geborgen in dit kind, een toekomst die elke dag opnieuw begint.' Alsof de tijd mij en mijn ouders heeft ingehaald. Deze tekst is juist nu op mijn lijf geschreven. Ik blader verder en zie foto's van drie jongens, mijn broers, die zich over hun kleine zusje heen buigen. Ze geven mij een kus en lijken verrukt van het feit dat hun zusje geboren is. Op een andere foto lig ik bij papa in de armen, terwijl hij zo te zien zojuist wakker is geworden. Ik blader verder en tref nog meer foto's waarop ik vol liefde word geknuffeld door mijn drie broers.

Hoewel ik de laatste van vier kinderen ben, hebben mijn ouders zelfs de kleinste details uit mijn jeugd vastgelegd: een foto van mij met een pet, een foto van mij op mijn eerste fietsje. Ik zie mezelf groeien. Ik bekijk mijn eigen jeugdfoto's met de wetenschap van nu en daardoor bekijk ik mezelf met andere ogen. Ik zie de stralende ogen van een jong meisje dat denkt dat ze de toekomst heeft. Ik denk aan haar, aan wie ik was. Zij had het eeuwige leven en ze kon alles wensen wat in haar opkwam. Ze kon prinses worden en haar jeugdvriendje was de prins. Ze zou minister-president worden en moeder van een groot gezin. Zij was altijd degene die de sprong als eerste waagde, waarna anderen haar volgden. En hoewel ze toekomstdromen had, dacht ze nooit werkelijk aan de toekomst, omdat het nu genoeg was. Ze kon zich eindeloos vermaken met een zandkasteel, of met haar vriendinnetjes. De uren van vermaak, met enkel een bal en een stoeprand. Of wat dacht je van de middagen aan zee? Enkel het bewegende water genoeg voor een vermakelijke zondagmiddag. Haar leven was eenvoudig, maar beweeglijk. Ze beleefde geweldige zondagmiddagen met een pak kaarten, een zak Bugles en een plaid over haar benen. Televisiekijkend op de schoot van haar vader viel ze 's avonds in slaap. Tussendoor liepen ze hele stukken door het bos, net zo lang tot haar benen haar eigenlijk niet meer konden dragen, maar dan nog net wat verder. Ze had een onbevangen jeugd en ze was klaar voor een onbevangen toekomst. Maar niets bleek minder waar.

Alle voorgaande momenten hebben mij gemaakt tot wie ik nu ben. Alle momenten blijken nu slechts een voorbereiding te zijn geweest op het echte werk, de weg van het leven en de dood. Wanneer ik mijn fotoboeken dichtdoe en foto's open op de computer die nog niet ingeplakt zijn, vind ik een documentje 'Het heengaan' in mijn documenten. Ik open het. Er staan korte aantekeningen in. 'Als ik doodga, wil ik voor die tijd graag naar een concert van Coldplay. En als ik wel ouder mag worden, wil ik graag de wereld verbeteren, omdat armoede mij pijn doet.' Ik zucht. Hoe lang geleden heb ik dit document geschreven? Ik kijk naar de datum van het document: augustus 2010. Toen al dacht ik over doodgaan, omdat doodgaan een jaar daarvoor een reële optie in mijn leven was geworden. Ik begin een aantal andere wensen voor het werkelijke heengaan te typen. Ik schrijf over de wensen voor mijn begrafenis, hoe ik de laatste dag hier op aarde voor me zie en vooral hoe ik de sfeer bij de dienst wil hebben. Het geeft mij rust om alles met een frisse blik te bekijken en ik voel al snel dat ik tijdens het typen rustig word. Ik kan me voor even overgeven aan de dood.

's Avonds bekijk ik samen met mama een paar fotoboeken die nog op de tafel liggen. 'Jeetje, hier was ik nog jong, twintig jaar geleden. De tijd vliegt,' zegt mama. 'Nog eens twintig jaar en ik ben al over de zeventig,' vervolgt ze.

'Nog eens twintig jaar en ik ben twintig, hooguit eenentwintig,' zeg ik. Misschien vind ik dat nog wel het vreemdste aan de hele situatie van het doodgaan. Mijn levenslijn houdt op, terwijl al mijn vriendinnen ouder worden en alle dingen beleven die voor mij niet komen. Zij zullen trouwen, ze zullen kinderen krijgen, ze zullen promoveren, ze zullen met pensioen gaan, ze zullen reizen, ze zullen elk jaar hun verjaardag vieren.

'Soms voel ik me leeg omdat ik niet doorga, maar dan realiseer ik me dat ik wel veel andere dingen krijg. Ik zal niet trouwen of kinderen krijgen, maar ik krijg heel veel andere mooie dingen van het leven,' zeg ik nadat we even stil zijn geweest.

Ik vind filmpjes van mijn grote fietstocht op mijn computer, veel bewerkt materiaal, maar ook veel onbewerkt materiaal. Ik stuur ze door naar Roos, zodat zij alvast een begin kan maken. Ik scan de foto's uit mijn fotoboek en stuur ook die door naar Roos.

Kort daarop besluiten we te filmen op een mooie zomerse dag en we kiezen een locatie op het platteland, midden tussen de koeien, schapen en bloemen. We positioneren de camera voor een prachtige roze rozenstruik, die tot in de hemel lijkt te groeien.

'Wanneer moet het filmpje eigenlijk gemonteerd zijn? Wil je het zelf nog zien, of is het oké als ik al het materiaal pas bij elkaar zet net voor de begrafenis?' Roos kijkt me aan.

'Nou, je kunt de deadline vrij letterlijk nemen,' ik schiet in de lach.

'Dat vind ik mooi aan deze dag. De sfeer is luchtig, alsof we het filmproject zien als iets abstracts dat buiten jouw dood om lijkt te gaan. Het is emotioneel, omdat we beseffen dat dit filmproject niet zomaar een project is. En toen ik afgelopen week de filmpjes van Montour ontving, bedacht ik me dat jouw ouders dit filmpje zien in de week na jouw overlijden. Dat het daarna zal worden getoond op jouw begrafenis. Dat maakt deze dag zo onwerkelijk en intens.' Roos is even stil.

Ik weet dat ik door de vragen die ik stel aan mijn vriendinnen hen betrek in mijn leven, maar ook in de rouw die komen gaat. Ik vind het prachtig dit te delen, om kleding uit te zoeken voor in de kist en om een filmpje te maken voor mijn begrafenis, maar tegelijkertijd voel ik dat het voor Roos niet altijd gemakkelijk is.

'Lau, luister eens. Ik zou niet anders willen. Ik hoop dat ik nooit meer een filmpje hoef te maken voor iemands begrafenis. Tegelijkertijd vind ik dit het meest waardevolle dat ik voor je kan doen.'

Na de lunch gaat de filmcamera aan. Roos zit op een stoel tegenover mij. Ik kijk haar aan, terwijl de camera links van haar staat. De vragen hebben we van tevoren deels doorgesproken, omdat ik een aantal dingen sowieso gezegd wil hebben, maar ook ruimte over wil houden voor spontaniteit.

'Hoe kan het dat ik tijdens het lezen van jouw blog zo vrolijk word?' vraagt Roos.

'Je bedoelt dat je geen verdriet voelt als je mijn blog leest?' Toen ik voor de tweede keer ziek werd, startte ik een blog. Hierop schrijf ik mijn ervaringen en visie op het leven. Ik schrijf over hoe ik mijn dagen vul en ik schrijf over hoe ik mij voel. 'LEEF' heb ik het blog genoemd, met hoofdletters, want dat is het leven waard. Het blog trekt inmiddels vele lezers. Ik probeer mensen mee te nemen in mijn jonge leven met kanker, maar ik kan in het digitale dagboek ook een bepaalde lijn zien in mijn leven en in de keuzes die ik maak.

Ik knik, het is waar wat Roos zegt. 'Ik denk omdat mijn blog draait om iets essentieels, namelijk dat het in het leven gaat over wat je doet met situaties, in plaats van wat situaties met jou doen. Bijna alles in het leven lijkt maakbaar, maar wanneer je bij de essentie van Leven komt, blijkt dat het allesbehalve maakbaar is. Kanker leerde mij dat ik niet overal zelf invloed op uit kan oefenen. Zo zijn genezing en kanker niet maakbaar. Je geneest niet door wilskracht. Toch wil ik uit mijn situatie kwalitatief gezien het maximale halen en die keuze heb ik wel. Keuzes maken zorgt voor blijdschap en geeft bevrijding, geen verdriet.'

'Waarom ken jij geen angst?' vraagt Roos.

'Omdat ik weet dat ik geen angst hoef te hebben voor de dood en daarmee ook niet voor het leven. Ik denk dat alle angst voortkomt uit angst voor de dood, of voor het loslaten van de aarde net voordat je doodgaat. Ik vertrouw erop en weet dat dit niet het einde zal zijn. Mijn lichaam zal ik binnenkort verlaten, maar het deel in mij dat eeuwig is, zal eeuwig zijn. Maar waarom ik geen angst heb, kan ik niet precies benoemen. Het is immers bijzonder moeilijk om iets te weten over een gevoel dat je niet kent.'

'Helpt religie jou erbij?'

'Mijn levensvisie en daarmee mijn spiritualiteit helpen mij zeker. Door een gevoel van vertrouwen en mijn eigen weten, dat ik dóórleef in een heel mooie wereld na mijn dood, krijg ik veel kracht om nu te leven.'

'En welke religie bedoel je dan?'

'Ik heb mijn eigen religie gecreëerd, eentje die geen enkele religie uitsluit en ze allemaal omarmt. Voor mij is religie dat wat het beste in de mens naar boven kan halen, omdat ieder mens gedreven wordt door een goddelijke kracht. Ik heb daarom de beste dingen uit elke religie gekozen, die het beste in mij naar boven halen.'

Roos schakelt snel van het ene onderwerp naar het andere, omdat we voor de begrafenis zo'n tien minuten filmmateriaal over moeten hebben.

'Op je blog schrijf je dat je een levenskunstenaar bent, leg eens uit.'

'Een kunstenaar heeft oog voor de kleine dingen in de wereld. Van alledaagse menselijke bezigheden maakt hij iets wat speciaal wordt om naar te kijken. Dat is de kracht van kunst. Zoals ik net al zei zit mijn geluk ook in de alledaagse dingen van het leven. Ik durf mij daarom levenskunstenaar te noemen. Ieder leeft zijn leven op zijn eigen manier, maar voor mij ligt de kracht van het leven in het gewone dat wij buitengewoon moeten maken.'

'Heb je je ooit genezen gevoeld?'

Ik kijk Roos even aan. Deze vraag hebben we van tevoren niet besproken en het is de eerste keer dat iemand hem aan mij stelt. Ik denk kort na, waarna ik concludeer dat ik mij nooit genezen heb gevoeld. Ik ben nooit helemaal vrij geweest van het ziek-zijn.

Ik schud mijn hoofd. 'Nee, ik heb me nooit helemaal genezen gevoeld, zelfs niet op de mooiste dagen. Op de een of andere manier speelde kanker in mijn leven een constante rol. Ik focuste me uit alle macht op het leven, op het pad dat recht voor mij lag. Ik wilde rechtdoor, maar was me telkens bewust van het feit dat ik ook een zijweg in zou kunnen slaan. Die zijweg was gekleurd door de kanker.'

'Begrijpt jouw omgeving jouw keuzes?'

'Mijn nabije omgeving begrijpt mijn keuzes, omdat zij mij kennen. Voor de buitenwereld staat mijn ziekte misschien centraal in het leven van mij en mijn familie, maar wij gaan juist door op de liefde die er al was…'

Ik word onderbroken door Tirza die van links naar rechts over het erf rent, achter een kip aan die luidkeels laat weten dat ze moet rennen voor haar leven. Roos en ik schieten in de lach. Tirza komt onschuldig aandrentelen wanneer ik haar bij mij roep.

'Dit vind ik nou zo gaaf, dat mensen aan wie ik vertelde dat ik met jou ging filmen, denken dat dit een beladen dag is, maar dat Tirza buiten beeld achter een kip aan rent,' zegt Roos.

We gaan weer zitten.

'Waar waren we gebleven? Bij die keuzes.' Ik ben even stil en vind weer mijn balans.

'Met mijn broers kan ik avonden hebben die we normaal ook zouden hebben, omdat we een band hebben los van wat er nu met ons gebeurt. Ik heb mij altijd heel rijk gevoeld met mijn liefsten, ondanks dat zij mij niet altijd hebben kunnen begrijpen. Juist door mijn proces het mijne te laten en er onvoorwaardelijk voor mij te zijn, steunden ze mij. Iedereen om mij heen liet mij mijn leven leiden zoals ik dat wilde leiden.'

'Wat zou jij mee willen geven aan de mensheid?' Ik kijk Roos aan en zij mij. Dit is de laatste vraag. Hierna zal het filmpje klaar zijn voor de montage, maar het is juist deze vraag die mij zo ontroert. Ik kan alleen maar hopen dat ik, net als ieder ander die is overleden, de wereld een beetje mooier heb achtergelaten.

'Zal ik nu maar in de camera kijken?' vraag ik aan Roos. De rest van de tijd heb ik haar aangekeken, omdat dat een natuurlijker effect geeft bij een interview. Ik slik. Nu het moment daar is, weet ik opeens niet wat ik moet zeggen.

'Misschien wil ik niet zoveel meegeven, omdat als ik dat in deze laatste minuut moet doen, ik de afgelopen twintig jaar stil heb gezeten. Ik hoop dat mijn leven een rijke herinnering is en de mensen doet denken aan wie ik ben, maar ook aan wie iedereen om mij heen is, namelijk dat wij allemaal liefde zijn. Ik hoop dat niemand om mij heen vergeet te leven, en daarmee bedoel ik dat je écht leeft, namelijk alleen de weg gaat die je zelf wilt inslaan. Het leven is te kort om niet te doen wat je wilt, droomt of wenst. Leef, het is al later dan je denkt.'

Roos schakelt haar camera uit. In stilte omhelzen we elkaar. De dag dat dit filmpje zal worden getoond, komt steeds dichterbij. Dat weten we allebei.

Wat ik nog wil melden

'I've lived a life that's full. I traveled each and ev'ry highway.
And more, much more than this, I did it my way.'
Frank Sinatra (My way)

Nu ik dit allemaal heb opgeschreven, heb ik het gevoel dat ik aan een deel van mijn levensopdracht heb gewerkt. Toen ik hoorde dat ik uitbehandeld was, wist ik dat ik nog één ding moest doen, voordat ik werkelijk rust kon hebben om te sterven. Nu het klaar is, ben ik opgelucht en vrij. Vrij om te gaan. Maar ik zal pas gaan als het mijn tijd is. In ieder geval heb ik weinig essentieels meer te doen.

Thomas, mijn held in de hemel, zag ik voor het laatst tijdens een lotgenotenkamp voor jongeren die kanker hadden. In zo'n kamp komen jongeren samen die in hetzelfde schuitje zitten. Ik ging erheen toen ik ongeveer driekwart jaar geen chemo's meer had gehad, maar ook jongeren midden in hun behandeling gingen mee. Zo ook Thomas. Op het moment dat ik hem zag, was hij een van de ernstigst zieken van de groep. Kaal, bleek en met een sondeslang in zijn neus, maar zó levend. Hij gaf bijna licht, zoveel energie straalde hij uit. Hij overleed kort na het kamp, ik heb hem in de tussentijd niet meer ontmoet. Maar zijn energie ontmoette mij sindsdien iedere dag. Zijn kracht inspireerde mij hetzelfde te doen: mijzelf in te zetten voor de wereld. Mijzelf te zijn. Hij wilde altijd zo graag leven. Door Thomas leef ik mijn laatste dagen alsof ze zowel mijn eerste als laatste zijn. Hij inspireert mij om te voelen dat ik leef. Hij is in de hemel nu en ik vind het behoorlijk comfortabel te weten dat hij daar zal zijn als ik er aankom. Het weerzien met hem is nabij.

Ik hoop dat ik je heb kunnen inspireren te leven. Eind 2012 begon ik met het verzamelen van mijn dagboeken, omdat ik een roman wilde schrijven. In die tijd werd ik geconfronteerd met mijn eigen kreten: 'Leef je laatste dag!', 'Leef je droom, en doe het NU, want je hebt geen tijd voor later!' en zo verder, en zo door. Er trad een paradox op. Want als je gevoel zo groot is, dient er altijd naar geluisterd te worden, maar het verstand is ook een belangrijke leidraad. Heel leuk bedacht, maar vervolgens zit je met de dagelijkse dingen als studie, hypotheek en... Geen redenen om je hart niet te volgen, maar wel zaken om rekening mee te houden. In de wereld die voor mij in december nog reëel was, werkte het niet altijd alleen mijn hart te volgen. Tentamens moesten worden gemaakt, geld moest worden verdiend. Maar toch weet ik dat te allen tijde het hart een leidraad is om dicht bij jezelf te kunnen blijven.

Ondanks de paradox die in mijn leven zichtbaar werd toen ik mij niet meer ziek voelde, wil ik je oproepen om wél te doen wat je hart je ingeeft. Is dat een reis maken die je al zo lang wilde maken? Doen! Is dat je baan opzeggen, omdat je niet meer lekker in je vel zit op die plek? Doen! Is dat allang die cursus volgen die je wilde volgen? Doen! Is dat eindelijk jezelf laten zien, omdat je altijd bang was dat dat niet mogelijk was? Doen! Is dat een bloem plukken, omdat het je vrolijk maakt vandaag? Doen! Is het... Doen! Doen! Doen! Het leven is te kort om niet te dromen, te durven en te doen.

De essentie van het leven zit voor mij vooral in het gegeven dat wij ons licht mogen laten stralen. Of en hoe wij dat doen is aan ons. Door de dood recht in de ogen te kijken heb ik uiteindelijk geleerd dat ik niet op mijn sterfbed wil liggen denken over dingen die ik had willen doen als... Ik wil geen dingen hebben gelaten, omdat het niet verstandig leek. Liever volg ik mijn hart, waar dat ook toe leidt, en zeg ik dat ik het in ieder geval geprobeerd heb. Misschien pakt het niet zo uit zoals gepland – soms juist beter. Maar dan gaf je het in ieder geval een kans, je maakte een sprong in het diepe. Het leven is te kort om dat niet te doen: hier, op deze plek, in 2014, in dit leven, ben je maar één keer. De minuut dat je dit leest, is over een minuut alweer verleden tijd. Het is dus zaak om altijd datgene wat je hart raakt na te jagen. Datgene wat je vervult van liefde, kracht, licht, vriendschap, verbondenheid en ontwikkeling. Vier het leven iedere dag; het is zo kostbaar, zo groots, zo mooi. Vier de kleine dingen, want in de kleine dingen liggen de grootste wonderen verborgen. Ze zijn niet moeilijk te vinden, ze zijn verborgen net onder de oppervlakte. Je zult ze snel zien, je hoeft niet eens te zoeken, want ze zijn er al. Het is allemaal al aanwezig.

Zing het mooiste nummer voor het leven en het leven zal jou toezingen. Al zing je een klein stukje leven toe, het bestaan verdient het om toegezongen te worden. Zing, dans, schreeuw, huil en bewonder. Bewaar de mooiste dans en zang niet voor later, jouw leven en het mijne zijn toch echt te kort om niet bezongen te worden. Dit stuk leven, net als elk stuk leven, wil ik Leven, Voelen, Ervaren. Doe je mee? Leef en je zult voelen dat wat leven is, en dat wat leven heet.

Ik ben door deze inzichten gesterkt en ik haal nu mijn kracht uit de kanker. En ik hoop iedereen te inspireren om hetzelfde te doen. Want in welke situatie het leven je ook brengt: het is aan jou om eruit te halen wat erin zit. Dat is niet altijd makkelijk, maar uiteindelijk wel de makkelijkste weg. Door kracht te putten uit ogenschijnlijk zware dingen in je leven, groei je. En wat is mooier dan groei? Groei zorgt ervoor dat je meer facetten van jezelf ziet, het maakt dat je je meer dingen herinnert van alles wat al in jezelf zat. Groei maakt het leven waardevol, omdat het een kant laat zien van het leven die je niet altijd wilt zien. Zware periodes helpen je de waarde en de kracht van de prachtige periodes meer te waarderen.

Wanneer je je ervan bewust bent dat de tijd kort is, wordt het leven zo speciaal. Uiteindelijk klinkt het misschien vreemd, maar doordat de tijd geen eindeloos gegeven meer is, ben ik mij bewust van de tijd. Tijd geeft mij nu kracht. Wat ik wil doen, stel ik niet uit. Ik leef niet op een roekeloze manier, om al mijn dagdromen meteen na te jagen, maar ik leef wel het leven dat ik droom. Mijn dromen bleken veel dichter bij huis te liggen dan ik ooit had kunnen denken. De paradox in dezen is dat het niets van de dood me heel dicht bij de bron van het leven heeft gebracht. Het was niet makkelijk. Maar ik kreeg weer vreselijk veel zin om te leven, en ik ontdekte dit: de zin van mijn leven was de zin die ik eraan wilde geven.

Je kunt vele afslagen proberen, maar uiteindelijk heb ik ervaren dat er maar één kant is om op te gaan: ik kan alleen maar vooruit. Meedeinen met de golven van verandering, en proberen me al die veranderingen eigen te maken.

'Ik geef je water in mijn hand. En schelpen uit het zoute zand. Ik heb je lief, zo lief.'

Ramses Shaffy & Liesbeth List (Pastorale)

Inmiddels is de zon op haar retour, het wordt frisser en ik vouw mijn handdoek op. Ik ben duizelig van alle herinneringen en van de lange tijd in de zon. Ik ga staan. Ik stap in mijn slippers maar schop ze in een reflex weer uit en begin te rennen. Tirza rent mee en naast elkaar rennen we door het mulle zand, richting zee. Haar op en neer gaande oren volgen de beweging van haar lichaam. Ze kijkt naar mij. Ik kijk naar haar. We rennen door. Ik raak langzaam buiten adem en ik voel dat mijn hartslag omhooggaat. Harder, harder, denk ik. Ik wil voelen dat ik leef. Mijn voeten zakken weg in het zand. Ik schop het zand op. Het bloemenjurkje dat ik vanochtend aantrok, waait om mijn lichaam. We rennen harder door tot we bij zee zijn. Ik ben buiten adem, het kan me niet schelen. De wind maakt dat mijn gedachten wegwaaien, de eeuwigheid in. De zon verwarmt mijn huid. Ik ren en ben nu bijna bij zee. Schelpen kraken onder mijn voeten. De zee zal zo dadelijk nieuwe golven brengen in haar eeuwige stroom. Ik kijk naar mijn roze gelakte nagels, de tenen die zich nogmaals afzetten in het zand. We bereiken de vloedlijn. Twee voetsporen zijn te zien in het strand, als ik achter mij kijk. Tirza kijkt me nog eens aan en samen rennen we door. Dan blijft Tirza staan. Ik ren door. Mijn voeten raken de zee. Ik ren door, mijn buik wordt nat. Dan kan ik niet meer verder rennen. Het koude water maakt me fris. Ik herinner me plotseling alles wat ik mij kan herinneren. En ik weet, het is goed zoals het is. Het is altijd goed.

Ik draai me om. De zon is zojuist vanachter een wolkje verschenen, ze straalt nu voluit en zet mij en Tirza in het licht. Ik lach en kijk van een afstand naar de wereld. Mijn voetstappen zijn verdwenen door de zee die heeft ze weggevaagd. Ik sluit mijn ogen. Ik hoor de wind en het zeewater dat tegen mijn buik klotst. En de zee blijft stromen en stromen. Ze houdt nooit op.

Dankwoord

'It's always more fun. To share with everyone. It's always more fun. To share with everyone. If you have two. Give one to your friend. If you have three. Give one to your friend and me.'

Jack Johnson (The sharing song)

Met dit dankwoord zou ik nog een boek kunnen vullen, want wat ben ik aan veel mensen dank verschuldigd. Dit boek kwam tot stand door alles wat ik meemaakte de afgelopen jaren, en dus is iedereen die deelgenoot is geweest in mijn ziekteproces een dankwoord waard, *thanks guys!* Alle familie, vrienden en collega's van wie ik regelmatig berichtjes krijg, wat word ik overspoeld met liefde.

Allereerst had ik dit boek nooit alleen kunnen maken. Ik dank daarom ook iedereen bij Uitgeverij Ten Have, in het bijzonder Annelies Nijboer en Willemijn Crombeecke. Uitgeverij Ten Have had vertrouwen in mijn boek en ik vond de prettige samenwerking inspirerend. De marketing, de omslagfoto, al het achtergrondwerk: ik had geen betere samenwerking kunnen wensen.

De namen hieronder zijn vanwege privacyoverwegingen anders dan in mijn boek, maar ik wil mijn liefsten om mij heen bedanken: pap, mam, Willem Jan, Joost, en Maarten. De afgelopen jaren, ook op de momenten dat ik niemand anders wilde zien, hielden jullie toch vol, en waren jullie er. Dank voor wie jullie zijn! Dank voor jullie nieuwe inzichten, jullie maakten dit boek mede mogelijk. Dirma, voor je bescheidenheid en lieve zorgen. Nandy bedankt voor wie je bent.

Ook zonder vriendinnen had ik nooit kunnen zijn wie ik nu ben. Ik dank hen voor de vele feedback die ik krijg, voor de gezelligheid, voor het 'jong kunnen zijn' tijdens deze ontmoetingen. Ik dank daarom Eline, voor je vertrouwen in mijn boek, voor je support op afstand en je gedicht over tijd. Dankjewel Eliza, jij was de eerste die dit boek een belachelijk goed idee vond. Ik dank Mar, omdat je er altijd was toen ik ziek was. Maud, je las het eerste boek en ik ben zo blij met je! Lisan, dank voor de thee en je onvoorwaardelijke liefde. Marlinde voor je veelzijdigheid en inzet voor mijn einde. Anne-Miek voor je Franse en Nederlandse humor en fijne gesprekken. Verder dank ik Tirza, mijn geweldige maatje! Je doet je naam eer aan en geeft liefde en vrolijkheid.

Doktoren hebben mij veel gegeven tijdens mijn ziekzijn. Naast het stellen van diagnoses, zijn zij ware spiegels voor mij geweest, waardoor ik mijn eigen keuzes kon maken. Graag dank ik daarom Wim Tissing, omdat ik me thuis voelde in 'jouw' ziekenhuis en dat je de keuzes mijn keuzes liet zijn. En Leo Hanssen voor je vakkundigheid en snelle beslissingen.

Mijn lieve oma, voor het 'jong-zijn' bij ouderdom. Ik

dank Janneke en Marius, voor jullie gezelligheid, liefde, ontspanning en feedback. Mijn dank gaat uit naar Petra & Tom, voor het openstellen van jullie huis, voor de uren bij de open haard en voor de creativiteit die kon ontstaan. Marleen en Joris, voor jullie eeuwige enthousiasme en creativiteit in de keuken. Ik dank Ab & Annet voor jullie liefde, jullie inlevingsvermogen en humor. Ik dank Mariëlle, door wie ik wensen kon vervullen. Verder dank ik Rienco, voor je technische ondersteuning.

Mijn stad Amsterdam, wat houd ik van je. Amsterdam pompt leven in mij en ik ben elke dag dankbaar dat ik mag genieten van de energie die de stad mij geeft om hier te wonen.

Ik dank het goddelijke. Alles om mij heen. Ik dank het vertrouwen in mij. Ik dank de kracht die ik in mij heb, 'mijn' kracht lijkt buiten mezelf vandaan te komen, zo sterk. Ik word geleefd door de kracht en de liefde. Tot slot wil ik vooral het Leven bedanken. Dankjewel dat ik er nog ben, dat ik dit nog mocht afmaken.

Ik refereer aan een aantal goede doelen in mijn boek. Daar verwijs ik graag nog eens naar.

Ik heb het over de kralenketting die ik tijdens mijn behandelingen samenstelde. Mijn ketting is gelukkig relatief kort gebleven, zo'n één meter twintig, maar vele lotgenoten van mij hebben eindeloze kettingen, vol met kralen die medische handelingen symboliseren. Door middel van deze ketting hadden we contact met elkaar en met onze vrienden buiten het ziekenhuis. Kijk voor meer informatie op: www.kanjerketting.nl

Daarnaast spreek ik over de Make-A-Wish Foundation, die mij een prachtige wensdag gaf ten tijde van mijn eerste ziekte. De Foundation zet zich in voor het vervullen van wensen van kinderen tot en met achttien jaar met een levensbedreigende ziekte. Naast de wensdag gaf de Foundation mij onbedoeld inspiratie voor Montour, de tocht die mijn wedergeboorte betekende. Kijk voor meer informatie op: www.makeawishnederland.org

Tirza, mijn liefste viervoetige metgezel, volgt mij sinds

mei 2013 overal waar ik ga en sta. Ze is een KNGF-hond en de buddyhonden van KNGF Geleidehonden zijn goed opgevoede, gehoorzame, sociale huishonden, die bijdragen aan de kwaliteit van leven. Tirza en ik zijn een waar team en ik zou me geen leven zonder haar meer kunnen voorstellen. Voor meer informatie kun je terecht op: http://www.geleidehond.nl

Muziek beluisteren

Beluister hier de nummers uit dit boek:

www.lauramaaskant.nl